Das Buch

Wir sind blind vor Wut oder Liebe, wir treffen Entscheidungen lachenden oder weinenden Auges, die Augen gelten als »Spiegel der Seele«. Wenn das zutrifft und man von den Augen Rückschlüsse auf das psychische Leben eines Menschen ziehen darf, ist unsere Seele in einem bemitleidenswerten Zustand: kurzsichtig, schielend, verkrampft, ständig unter Druck. Die Zunft der Augenmediziner wollte von solchen Zusammenhängen von Augen und Psyche bisher nichts wissen: Kurz- oder Weitsichtigkeit galten als angeboren, auch Schielen erklärte man sich mit genetischen Faktoren oder mit Muskelschwäche, Augentherapien waren stets operativ, instrumental oder medikamentös. Der Berliner Arzt und Pionier der psychosomatischen Augenheilkunde Wolfgang Schultz-Zehden weist in diesem Buch einen neuen Weg: »Der Prozeß des Sehens ist nicht nur ein optischer, sondern auch ein psychischer und mitmenschlicher Prozeß.« Die konkrete Störung ist oft nur eine »Symbolsprache« des Organs Auge. Erst wenn diese Sprache übersetzt wird, kann der Patient zu wirklicher Heilung gelangen.

Der Autor

Wolfgang Schultz-Zehden, geboren 1919, ist Arzt für Augenkrankheiten und führender Pionier auf dem Gebiet der Psychosomatik des Auges. Seit 1951 leitet er seine eigene Praxis in Berlin, daneben lehrt er an der Akademie für ärztliche Fortbildung der Ärztekammer Berlin. Zahlreiche Auszeichnungen, darunter 1993 die Ernst-von-Bergmann-Plakette. Publikationen u. a. ›Auge und Psychosomatik‹ (1986) und ›Sehen – ganzheitliches Augentraining‹ (1989).

Wolfgang Schultz-Zehden:
Das Auge – Spiegel der Seele
Neue Wege zur Ganzheitstherapie

Deutscher
Taschenbuch
Verlag

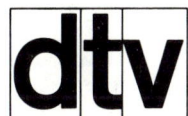

Im Text ungekürzte Ausgabe
März 1995
Deutscher Taschenbuch Verlag GmbH & Co. KG, München
© 1992 Artemis Verlags GmbH, München
ISBN 3-7608-1939-7
Umschlaggestaltung: Boris Sokolow
Umschlagfoto Rückseite: Werner Weitzel, Frankfurt
Satz: IBV Satz- und Datentechnik, Berlin
Druck und Bindung: C. H. Beck'sche Buchdruckerei, Nördlingen
Printed in Germany · ISBN 3-423-35089-X

Inhalt

Meinen Kindern Beate, Wolfgang, Regine,
Dorothee und Angela, die mir zu der Einsicht
verholfen haben, daß das Auge die Schiene
zwischen Psyche und Körper ist. Ihnen verdanke
ich das Zustandekommen dieses Buchs – ich
habe als Vater viel lernen dürfen.

Wenn man das Auge im Laufe der Geschichte betrachtet, so stehen wir heute an einer entscheidenden Wende; die Anforderungen, die im letzten Jahrhundert an das Auge gestellt worden sind, müssen diskutiert und sicher auch neu definiert werden. Technologie, Verkehr, Computer, Fernsehen, Umstellung des menschlichen Lebens auf Maschinen erfordern eine neue Betrachtung des Sehorgans und ein Umdenken über das Sehen selbst. Optische und psychische Qualität des Sehens decken sich nicht mehr. Es wird deutlich, daß der psychische Hintergrund des Sehens für den Menschen eine entscheidendere Bedeutung gewinnt als bisher. Der Prozeß des Sehens ist nicht nur ein optisches, sondern auch ein psychisches und mitmenschliches Problem. Die entscheidende Kraft sind die Menschen selbst, die ihren Körper nicht mehr isoliert als das Zusammenspiel vieler Organe betrachten und auch vom Therapeuten eine ganzheitliche Sicht erwarten. Diese neue Sicht und die dadurch bedingte Wechselwirkung Patient/Therapeut stehen im Mittelpunkt der Darstellung.

In der Bibel heißt es: »Das Auge gibt dem Körper Licht. Wenn dein Auge gesund ist, dann wird dein ganzer Körper hell sein« (Mt 6,22). Dies ist eine Aufforderung des Universums an die Menschen, das Auge nicht allein als Sehorgan zu betrachten und vom Körper abzuspalten, sondern zu erkennen, daß der Mensch mit all seinen Organen am Prozeß des Sehens beteiligt ist. Es stimmt zweifellos, daß die Optik des Auges nur durch Licht möglich ist, aber die zweite Forderung an das Auge ist, mit dem gesamten Körper zu sehen, wahrzunehmen und Empfindungen dem Organismus mitzuteilen.

Die bereits erwähnten neuen Anforderungen an das Auge haben neue Augenerkrankungen zur Folge, die nicht nur organisch, sondern ganzheitlich mit Rücksicht auf die Individualität des einzelnen behandelt werden müssen.

Neue Dimensionen des Sehens haben sich in jüngster Zeit eröffnet. *Was will* der einzelne oder was *kann* der einzelne sehen? Was *muß* der einzelne sehen? Sehen darf nicht mehr als selbstverständliche Fähigkeit des Menschen begriffen werden, sondern wird bewußt in Frage gestellt. Was die Seele nicht sehen will oder nicht sehen kann, das wahrzunehmen erlaubt sie auch den Augen nicht.

Das Auge wird somit auch in seiner Funktion als Verdrängungsorgan betrachtet. Die genannten neuen Anforderungen an das Auge haben natürlich auch neue Erkenntnisse auf dem Gebiet der Augenerkrankungen oder Augensymptome zur Folge, die nicht nur organisch, sondern ganzheitlich betrachtet und behandelt werden müssen. Die in vieler Hinsicht segensreiche Spezialisierung hat uns verlernen lassen, daß im Körper nichts existiert, was nicht im Geist-Seele-Bereich schon seinen Gegenpart hatte. Schon Sokrates sagte: »Alles Lernen ist Wiedererinnern unserer Seele.« Es gibt also nichts Neues, was nicht schon einmal gedacht worden ist, so auch die Erkenntnis, daß leib-seelische Wechselwirkungen die Sehkraft und die Wahrnehmung entscheidend bestimmen. Auch die Physiker – etwa Max Planck, Einstein, Heisenberg – sind sich darüber einig, daß der Geist eine Energie ist, von der die Materie beherrscht wird, beziehungsweise daß die Gedanken der Ursprung jeden Geschehens sind. Bei der Interaktion zwischen Geist, Seele und Körper muß jetzt zwangsläufig anstelle der Krankheit der Prozeß der Erkrankung in den Mittelpunkt der Betrachtung rücken. So steht nicht mehr nur das einzelne Organ im Blickpunkt, sondern der ganze Mensch.

Von den Erkenntnissen der modernen Physik ausgehend hat der Psychosomatiker Jacques Lacan auf vier grundlegende Aspekte im Bereich des Zusammenwirkens von abendländisch-hippokratischer Medizin und von östlichen Syste-

men des Taoismus und der Suveda-Medizin Indiens hinge-
wiesen:

1. Der einzelne existiert auf vier Ebenen zugleich – bioche-
   misch, physiologisch, psychologisch, spirituell. Alle Ebenen sind gleichbedeutend, alle müssen zu einem Verständnis der Krankheit und bei der Suche nach Wegen zu einer
   neuen Gesundheit in Betracht gezogen werden.
2. Jeder Mensch ist einzigartig. Es gibt nicht nur eine einzige
   Form der Behandlung für ein krankhaftes Symptom.
3. Bei der Wahl der Therapie hat der Patient eine wichtige
   Stimme; er muß Mitverantwortung für seine Gesundheit
   tragen.
4. Der Patient muß selbst Heilungskräfte in die Therapie aktiv miteinbeziehen, die vom Therapeuten aufgedeckt wurden.

Ganzheitliche Medizin erweist sich somit nicht als Ansammlung von Techniken, sondern als ein Zusammenfügen und
Ausführen von Ideen und Intuitionen. Diese neue Sicht und
Wahrnehmung hat besonders auf dem augenärztlichen Gebiet neue Dimensionen bekommen, und so muß auch der Augenarzt allmählich umdenken, den Weg des naturwissenschaftlichen Denkens verlassen und interdisziplinäre Wege –
also Neuland des Denkens – betreten.

Dies hat auch Frederic Vester klar formuliert, indem er die
Mißachtung der psychosomatischen Zusammenhänge in der
Medizin, also auch der einzelnen Organe im Zusammen-
klang, beklagt. Die einzelnen Symptome wurden zwar erkannt und bis zur Perfektion behandelt, die Zusammenhänge
aber verdrängt und die eigentliche Lösung damit immer weiter hinausgeschoben. Der Physiker Fritjof Capra propagiert
in seinen Büchern ein neues Denken. In einem Diskussions-
beitrag in ›Bild der Wissenschaft‹ erläutert er seine zentrale

These: »Die heutige Krise besteht nicht aus verschiedenen getrennten Krisen (Wirtschafts-, Energie-, Rüstungs-, Umweltkrise und anderes mehr), sondern ist eine Krise der Allgemeinwahrnehmung.« Capras »neuem Denken« liegt ein ganzheitliches Weltbild im Spannungsfeld zwischen Naturwissenschaft und Mystik zugrunde. Er verweist auf die Notwendigkeit einer neuen Wahrnehmung der Welt, die nicht mehr als eine Ansammlung isolierter Bausteine erscheint, sondern ein dynamisches Gewebe zusammenhängender Geschehnisse ist. Das intuitive Erkennen der Einheit alles Lebendigen, die Vernetzung aller Phänomene löst die traditionelle, sich in linearen Bahnen abspielende Denkweise ab. Mit diesem linearen Denken lassen sich aber nicht alle ökologisch-gesellschaftlichen oder individuellen Systeme erfassen. Ermöglicht wird dies erst durch intuitives Denken und individuell-intuitiv bewußtes Leben. Diese Intuition ist der Kern des neuen Denkens. Beim ganzheitlichen Ansatz steht also nicht nur die einzelne Zelle im Mittelpunkt, sondern der gesamte Organismus mit dem Umfeld und der Generkenntnis. Darum darf auch die Ursache nicht mit dem Mechanismus der Krankheit verwechselt werden, denn wenn zum Beispiel der Streß und Leistungsdruck nicht beseitigt werden, tritt die gesamte Krankheitssymptomatik an einer anderen Stelle wieder zutage. Dieses Umdenken ist der entscheidende Schlüssel zum neuen medizinischen Selbstverständnis. Es beginnt mit der Bereitschaft zur Selbsterfahrung, selbstverständlich unter bewährter Leitung. Diese Bewußtseinsänderung aufzuzeigen, am Auge zu exemplifizieren und in die Therapie mit einzubeziehen ist Anliegen der folgenden Ausführungen.

Die Augenheilkunde war bis zur Erfindung des Augenspiegels durch Hermann von Helmholtz 1850/51 – ein Teil der chirurgischen Disziplin. Durch die Absplitterung von der Chirurgie verlor die Ophthalmologie den Bezug zur Allgemeinmedizin und entwickelte sich im Laufe der Zeit zu einer

Spezialdisziplin. Gefördert wurde diese Entwicklung durch den Aufschwung der naturwissenschaftlichen Medizin mit den Erfolgen im operativen, apparativen und medikamentösen Bereich. Das, was vorher erforscht und gedacht worden war, wurde vergessen. Nun ist es an der Zeit, dieses vergessene Potential wieder zu aktivieren und die naturwissenschaftlichen Erkenntnisse auf dem Gebiet der Physik, Chemie, Mathematik, Physiologie, Zoologie und Botanik mit den tiefenpsychologisch-analytischen Aspekten zu verweben.

Auge der Sinne – Auge des Geistes

Kein Organ des menschlichen Körpers ist in der Geschichte der Medizin derart beachtet worden wie das menschliche Auge. Alle Hochkulturen des Altertums wandten ihm ihre Aufmerksamkeit zu, so der Echnaton im alten Ägypten, der Feuergott Agni im indischen Veda sowie die chinesischen Weisen. Das Auge der Sinne war das Auge des Geistes. In der griechischen Frühzeit wurde dann die Sonne das Auge der Welt genannt oder als goldenes Augenlid beschrieben, so bei Sophokles. Auch in Platos Seelenlehre spielt das Auge, stellvertretend für den Trieb, eine wichtige Rolle. Er schreibt der Seele drei Teile von verschiedenem ethischem Wert zu: Verstand, Mut oder Wille und Begierde. Die Begierde im weiteren Sinne wird geteilt in die vernunftlose Begierde nach Lust und in das vernünftige Streben nach dem Besten. Zur vernunftlosen Begierde gehört auch der triebhafte Eros, durch den der Mensch gezwungen wird, dem Angenehmen nachzustreben statt dem Guten. Um das Wesen der Seele zu beschreiben, bedient sich Plato des Mythos vom Seelenwagen, der von seinem Lenker, dem »besten Teil« der Seele, geführt und von zwei geflügelten Rossen gezogen wird. Die beiden Rosse versinnbildlichen den inneren Kampf zwischen reiner Liebe und sinnlichem Begehren, der sich in der Seele beim Anblick der Schönheit in der Gestalt des Geliebten abspielt. Während das edle Roß, der Scham gehorchend, sich selbst bändigt, um den Geliebten nicht anzuspringen, läßt sich das ungebärdige Roß nicht durch die Peitsche des Wagenlenkers zügeln, sondern strebt mit Gewalt vorwärts, dem

Objekt der Lust entgegen. Der Lenker muß mehrmals die Zügel straffer anziehen, bis das ungebärdige Roß sich der Leitung der Vernunft unterwirft. Plötzlich wird es aber beim Anblick des Schönen von Scham und Furcht erfaßt. Dieses Umschlagen des Begehrens in Scham und Furcht erinnert an Freuds Triebtheorien. Aus Furcht vor Überwältigung durch den Trieb setzen die Kontrollinstanzen des Ich ein. Reiz, Begehren, Verweigerung, Verlagerung, neuer Reiz und erneute Verweigerung wechseln einander ab, so daß der Trieb sich gedemütigt zurückzieht und den Triumph des Über-Ich anerkennt.

Die Philosophen des Altertums haben Eros, leidenschaftliche Begierde und Schönheit oft gleichgesetzt; nicht selten spiegelt ein Jüngling dieses Idealbild wider, so auch in dem Mythos des Narziß, der sich in sein eigenes Spiegelbild im Wasser verliebt. Die Seele des Jünglings nimmt das Bild der Schönheit auf und läßt ihn sich in unstillbarer Sehnsucht nach dem im Wasser geschauten eigenen Bild verzehren – eine Urform des heutigen imaginativen Verfahrens, bei dem innere Bilder entwickelt werden. Durch die narzißtische Spiegelung findet eine Verschiebung der erotischen Energie vom Genital auf das Auge statt. Der Mythos veranschaulicht die moderne Erkenntnis, daß zwischen Auge und Geschlechtsorganen enge Beziehungen bestehen.

Die Trennung von Leib und Seele in der Philosophie des Altertums führt auch zu einer Unterscheidung zwischen niederen und höheren Sinnen und zu einer Betonung der Überlegenheit von Hören und Sehen. Im Neuen Testament steht oft das Auge im Mittelpunkt, wenn vom Körper die Rede ist, wie die eingangs zitierte Stelle aus der Bergpredigt zeigt. Und im Johannes-Evangelium heißt es: »Noch nie hat man gehört, daß jemand die Augen eines Blindgeborenen geöffnet hat« (Johannes 9,32).

Im Frühchristentum schrieb der heilige Ambrosius, Bischof von Mailand, eine Hymne auf das Auge. Die Mystikerin Hildegard von Bingen und der Scholastiker Thomas von Aquin beschäftigten sich im Frühmittelalter ausführlich mit der Augenlust und deren verderblicher Wirkung auf die Reinheit des Geistes. In der Heilkunde Hildegards von Bingen wird alles Leiden des Menschen als »Verlust des Lichtes« und »Einbruch der dunklen Melancholie« gedeutet. Immer wieder wird vom »Hochmut des Auges«, von der »Anmaßung des Herzens«, von denen, die »Augen voll des Ehebruchs haben« gesprochen. Thomas von Aquin zufolge hindert die Augenlust den Menschen daran, das Vollkommene zu erreichen. In seinem Buch ›Von der Welt des Auges‹ schreibt Heinrich Schipperges über Thomas von Aquin: »Der Verlust dieses Vermögens aber wäre eben … das Laster. Verlust vor allem der Muße, der es notwendig mit sich bringt, daß einer es nicht mehr bei sich selbst aushält und deshalb umherschweift, daß einer nicht mehr er selber sein will und sich daher der Flucht, der Trägheit, der Neugier, der Zerstörung, der Rücksichtslosigkeit, kurz, aller Phänomene der Augenlust überläßt.«

Eine wesentlich positivere Einstellung zur Augenlust hat Goethe, der im April 1819 an den Physiologen und Anatomen Johannes Peter Müller schrieb: »Man erblickt nur, was man schon weiß und versteht. Oft sieht man lange Jahre nicht, was reifere Erkenntnis und Bildung uns an dem täglich vor uns liegenden Gegenstand erst gewahren läßt.« Und im ›Faust II‹ läßt Goethe den Türmer auf der Schloßwarte singen:

> »Ihr glücklichen Augen,
> Was je ihr gesehn,
> Es sei, wie es wolle,
> Es war doch so schön!«

Goethes naturwissenschaftliche Schriften sind eine wahre Fundgrube von Reflexionen über das Auge und dessen Wechselspiel mit Erkenntnis, Farben, Licht und anderen Sinnen. So heißt es in dem ›Entwurf einer Farbenlehre‹: »Das Auge hat sein Dasein dem Licht zu danken. Aus gleichgültigen tierischen Hilfsorganen ruft sich das Licht ein Organ hervor, das seinesgleichen werde; und so bildet sich das Auge am Lichte fürs Licht, damit das innere Licht dem äußeren entgegentrete.« Dieser Gedankengang wird fortgeführt in den ›Vorstudien zur Farbenlehre‹: »Das Auge ist das letzte, höchste Resultat des Lichtes auf den organischen Körper. Das Auge als ein Geschöpf des Lichtes leistet alles, was das Licht selbst leisten kann. Das Licht überliefert das Sichtbare dem Auge; das Auge überliefert es dem ganzen Menschen. Das Ohr ist stumm, der Mund ist taub; aber das Auge vernimmt und spricht. In ihm spiegelt sich von außen die Welt, von innen der Mensch. Die Totalität des Inneren und Äußeren wird durchs Auge vollendet.« Und in den ›Maximen und Reflexionen‹ liest man: »Das Gesicht ist der edelste Sinn ... und nähert sich den Fähigkeiten des Geistes.«

Den Übergang vom philosophischen zum naturwissenschaftlichen Zeitalter stellt der Physiologe Johannes Peter Müller dar. In seiner Theorie der phantastischen Gesichtserscheinung erörtert er den Unterschied zwischen dem biologischen und dem physikalischen Gegenstand und weist auf die neuesten Erkenntnisse voraus: »Die seltenste Entwicklungsstufe der Phantasmen bei vollkommenster Gesundheit des Geistes und Körpers ist die Fähigkeit, bei geschlossenen Augen das willkürlich Vorgestellte wirklich zu sehen ... Im Jahre 1828 hatte ich Gelegenheit, mich mit Goethe über diesen uns beide gleich interessierenden Gegenstand zu unterhalten. Da er wußte, daß bei mir, wenn ich mich ruhig bei geschlossenen Augen hinlege, vor dem Einschlafen leicht Bilder in den Augen erscheinen, ohne daß es zum Schlaf kommt, indem vielmehr die Bilder sehr wohl beobachtet werden können, so war er sehr begierig zu erfahren, wie sich diese Bilder bei mir gestalten.« Diese Äußerungen sind gewissermaßen eine Vor-stufe des modernen aktiven Imaginierens, das in der Psycho-therapie oft angewendet wird.

Für den Frühromantiker Novalis waren Auge und Licht engstens miteinander verwoben, und er behauptete, daß das reine Auge absolut nichts sehe, genauso wie auch das absolute Licht nicht gesehen werde. Immer wieder stellte er Auge und Licht in den Mittelpunkt seiner philosophischen Betrachtun-gen: »Ein sehendes Auge ist ein durch stärkeren Lichtreiz überwältigtes Organ. Dieses frißt Licht.« Diese zunächst rein physikalisch anmutende Beobachtung wird aber sofort ins Anthropomorphische weitergeleitet, wenn Novalis folgert: »Alle Sinne sollten Augen werden... Gäbe es nicht noch voll-kommenere Sinne als Augen?« Das Auge ist für ihn das Sprachorgan des Gefühls, so daß das Auge auch mehr über den Menschen aussagt, als es eigentlich preisgeben will.

Die naturwissenschaftliche Orientierung in der Augenheilkunde

Die Erfindung des Augenspiegels durch Hermann von Helm-holtz im Jahre 1851 markiert den Beginn der sogenannten modernen Medizin für den Bereich der Augenheilkunde. Der Augenspiegel, bestehend aus einem kleinen Konkavspiegel mit einem Licht in der Mitte, ermöglichte die Untersuchung des Augenhintergrunds sowie die Auflösung des schwarzen, grauen und grünen Stars. Der schwarze Star, allgemein be-kannt als »Schönblindheit«, macht sich durch Schwarzfär-bung der Pupille bemerkbar, die jedoch keine krankhaften Veränderungen aufweist. Grauer Star oder Katarakt heißt jede Trübung der Augenlinse, weil das Sehloch durch die Linsentrübung grau erscheint. Die häufigste Form, der Altersstar, tritt ohne erkennbare Ursache in den späteren Lebensjahrzehnten auf. Die Trübung befällt entweder den Linsenkern (Kernstar) oder die Linsenrinde (Rindenstar) oder beide Teile. Im Mittelalter wurde die Linsentrübung entweder durch Stechen entfernt oder operativ in ihrer Lage verändert. Der grüne Star oder das Glaukom macht sich durch eine grün-gelbliche Färbung der Pupille bemerkbar und äußert sich in einer Steigerung des Augeninnendrucks, der den Sehnerv zerstören und zur Erblindung führen kann, wenn er nicht rechtzeitig behandelt wird. Plötzliche Sehverschlechterung, Augenschmerzen, die in den Kopf ausstrahlen, und Erbrechen sind häufige Symptome für diese Erkrankung.

Die rudimentäre Technik des Augenspiegels hat sich im Laufe von anderthalb Jahrhunderten revolutionierend vervollkommnet, so daß man heute in der Lage ist, das Augeninnere exakt zu photographieren und durch Laserstrahlen den Zugang zu den einzelnen Organteilen beziehungsweise zu den Gefäßen zu haben. Die perfektionierte operative Methode wurde von der Chemo- und Strahlentherapie begleitet. Röntgenstrahlen, Sonographie, Ultraschall und andere erleichtern die Möglichkeiten der Diagnose.

Lange Zeit standen im Mittelpunkt der Augenheilkunde die Errungenschaften der modernen Apparatemedizin, die mit Hilfe feinspezialisierter Untersuchungsmethoden das Symptom, aber nicht die Ursache der Augenerkrankung beseitigen konnten. Zweifelsohne spielt das psychische Geschehen bei der Entstehung von Augenstörungen eine entscheidende Rolle. Schon Sokrates hatte gesagt: »So wie man nicht die Augen ohne Kopf und den Kopf nicht ohne Körper heilen sollte, so sollte man den Körper nicht ohne die Seele behandeln.« Auch die Väter der Psychoanalyse – Freud, Adler und Jung – beschäftigten sich mit dem Auge und mit seiner Bedeutung für die Gesamtpersönlichkeit. Doch diese Erkenntnisse wurden in der Augenheilkunde nur zögernd aufgenommen. Erst Groddeck konnte mit seinen psychoanalytischen Schriften die Grundlage für die Einführung des psychosomatischen Denkens in die Augenheilkunde legen.

Viktor von Weizsäcker, ein Vertreter der Psychosomatik, schreibt: »Der Lehrstoff der Medizin wurde im Laufe der letzten Jahrzehnte immer umfangreicher, und er mußte selbst in der Lehre auf das Wesentlichste und Wichtigste beschränkt werden. Zu diesen sich immer weiter ausdehnenden Fächern der Medizin zählt nun eben auch die Augenheilkunde. Der Student lernt nicht mehr, das Wichtige vom Unwichtigen zu trennen, er bezieht sich auf die Erfolge der Naturwissenschaften, der operativen, medikamentösen und apparativen Lehre. Da auch die Technik im Allgemeinleben die größte Rolle spielt, muß ein gediegenes Wissen über bedrohliche, entzündliche Augenerkrankungen und Verletzungen vermittelt werden.«

In seinem Lehrbuch der Augenheilkunde faßt Hruby zusammen: »In den meisten Fällen ist es die verantwortungsvolle Aufgabe des Arztes und im besonderen auch des Augenarztes, das Bedrohliche des Zustandes rechtzeitig zu erkennen, den Kranken in geeigneter Weise zu belehren, ihm Erste Hilfe zu geben und ihn dann in die fachgerechte Beratung und Behandlung überzuführen.«

Das Sehen ist ein sehr komplexer Vorgang, der neben äußeren Gegebenheiten der Umwelt (Licht, Objekt) und anatomisch-physiologischen Voraussetzungen des Sehorgans auch psychische Vorgänge des Wahrnehmens mit einschließt. Organische Veränderungen sind nicht selten psycho-physiologische Reaktionen. Da bei mindestens 40 Prozent aller Augenerkrankungen psychosomatische Aspekte nachweisbar sind, ist es sinnvoll, anatomische Anomalien des Sehorgans nicht nur physikalisch-somatisch zu korrigieren (mittels Brille, Kontaktlinsen oder durch Operation), sondern durch einzel- oder gruppentherapeutische Behandlung zu ergänzen.

Die psychosomatische Medizin im eigentlichen Sinn des Wortes ist dann verwirklicht, wenn der Augenarzt die psycho-soziale Dimension in die somatisch-orientierte Sprechstunde integriert.

Der Blick über den Zaun der Seele

Die Beschaffenheit der technischen Sehhilfen und die Operationsmethoden am Auge wurden seit der Erfindung des Augenspiegels so sehr verbessert, daß kaum jemand an der Richtigkeit des eingeschlagenen naturwissenschaftlichen Wegs zweifelte. Die Technisierung der Augenheilkunde verhinderte aber den Blick über den Zaun der Seele. Zwar hatten die Väter der Psychoanalyse sich zu Beginn unseres Jahrhunderts mit dem Auge und seiner Bedeutung für die Gesamtpersönlichkeit beschäftigt, doch sie galten als Mahner in der Wüste, und ihre Erkenntnisse wurden in der Augenheilkunde nur zögernd aufgenommen.

Es ist längst bekannt, daß seelische Konflikte Erkrankungen wie Herzbeschwerden, Asthma, Darmgeschwüre und allergische Reaktionen auslösen. Erst seit kurzem setzt sich im medizinischen Denken die Erkenntnis durch, daß der Mensch eine Leib-Seele-Einheit ist, daß psychische Störungen somatische Veränderungen bewirken können und umgekehrt. So versteht sich von selbst, daß sich derartige Veränderungen ebenso wie in allen anderen Organen auch am Auge manifestieren können. Bis zur Etablierung der Psychosomatik als eigenständige medizinische Disziplin wurden psychogene Erkrankungen des Auges unter dem Sammelbegriff der

Hysterie erörtert. Welcher Art sind die unbewältigten Lebensprobleme, die sich in einer Augenkrankheit niederschlagen? Bei welchen Persönlichkeitsstrukturen ist das Auge das Organ, das den geringsten Widerstand bietet? Freud sprach von neurotischen und psychogenen Sehstörungen, von hysterischer Blindheit. Georg Groddeck, ein Schüler von Bismarcks Leibarzt Schweninger, betrachtete Augenstörungen als den Versuch eines Menschen, bestimmte Dinge in seinem Leben nicht mehr sehen zu müssen: »Wo das Abwenden des Blicks, des Kopfes, des Körpers, das Schließen der Augenlider nicht ausreicht, störende Eindrücke der Außenwelt abzuwenden, tritt unter Umständen bei entsprechender Disposition eine Erkrankung hinzu, vom einfachen Gerstenkorn bis hin zur Erblindung.« Die Erkrankung erscheint somit als »regulierendes Prinzip« für das Leben des einzelnen.

Augenleiden fordern zu einer psychosomatischen Betrachtungsweise geradezu heraus, denn das, was ein Mensch sieht, hat sehr viel damit zu tun, was er sehen will. Deutlich wird dies, wenn zwei Menschen die gleiche Situation betrachten: Jeder sieht etwas anderes, jeder schafft sich eine individuelle Realität. Ob Sehen zur Erkenntnis führt oder ob »blinde Flecken« die Realisation verhindern, hängt von den Einstellungen und Gefühlen des einzelnen ab. Diese werden entscheidend durch die Erziehung und den Lebensstil geprägt.

In der Lebensgeschichte des Patienten finden sich – sobald sie auf biologischer, psychischer und sozialer Grundlage erforscht wird – oft Anhaltspunkte für die Ursachen der Augenstörung. Im therapeutischen Gespräch stellt sich häufig heraus, daß ein Augenleiden trotz aller Beschwerden die bequemere Problemlösung für den Kranken ist. Erst in jüngster Zeit ist die Bedeutung des Auges als Verdrängungsorgan von der psychosomatisch orientierten Augenheilkunde hervorgehoben worden. Anatomisch gesehen ist das Auge für den Prozeß der Verdrängung regelrecht geschaffen. Die Regenbogenhaut verengt und erweitert die Pupille, die Netzhaut bietet durch Ausfälle Gesichtsfeldeinschränkungen, der Sehnerv kann durch Atrophie Bildveränderungen hervorrufen, und der Gelbe Fleck ist der Punkt, an dem wir vollständig verdrängen beziehungsweise ausschalten können.

Was verbirgt sich hinter dem »blinden Fleck«, den Gesichtsfeldausfällen beziehungsweise hinter der Blindheit? Sicher die Urangst, blind zu werden, nichts mehr zu sehen, langsam zu sterben. Kollidiert das angelernte Schuldgefühl mit dem Handeln, so entsteht ein Konflikt. Dieser aber wird oft verdrängt, und dabei spielt das Auge eine wesentliche Rolle, denn es ist gleichermaßen aktiv als Wahrnehmungs-Verdrängungsorgan daran beteiligt wie an der Vereinsamung und den auftretenden Todesängsten. Kurzsichtigkeit kann beispielsweise mit dem Wunsch zusammenhängen, bestimmte Dinge nicht sehen zu wollen, und so schützt dieses Symptom manche Menschen vor der Erinnerung an Inzesterlebnisse in der frühen Kindheit. Disharmonische Eltern-Kind-Beziehungen, berufliche Schwierigkeiten und verdrängte sexuelle Probleme sind die wichtigsten Ursachen für Augenerkrankungen.

Krankheit oder Gesundheit haben einen individuellen Stellenwert in der Biographie eines jeden Menschen. Und so ist auch das Auge ein wesentliches Organ, das das Gesund- oder Krankfühlen spiegelt und eine bisher nicht erkannte Schlüsselposition als Mittler zwischen Psyche und Soma einnimmt. Welche Anteile von Gesundheit und Krankheit spiegeln sich in diesem Organ wider, und welche Konflikte – von den Augenärzten allgemein als Krankheit bezeichnet – verbergen sich hinter bestimmten Veränderungen oder Symptomen? Das Auge ist etwas sehr Intimes, oft Unbequemes für Arzt und Patient; vielen flößt es Angst ein, weil es der Spiegel der Seele ist. Möglicherweise sind deshalb die ersten Psychoanalytiker – obwohl beispielsweise Alfred Adler selbst Augenarzt war – der speziellen Symbolik des Auges ausgewichen.

Die Einsicht in den engen Zusammenhang zwischen Auge und Psyche ist alt und in zahlreichen Zeugnissen der Mythologie und Kunst festgehalten. Nicht zuletzt wurde die Angst vor dem Auge auch durch Freuds Narzißmus-Theorie ausgelöst, die den platonischen Mythos variiert und tiefenpsychologisch interpretiert. Die unstillbare Sehnsucht nach dem eigenen Spiegelbild im Wasser hindert Narziß auf tragische Weise daran, das Bild seiner selbst zu verkörpern, weiterzuleben. Dem Mythos zufolge siecht die Nymphe Echo aus unerwiderter Liebe zu dem liebesunfähigen Narziß dahin, so daß nur ihre Stimme als Nachhall zurückbleibt und ihr Körper zu Stein wird. Sowohl Narziß als auch Echo sind in sich selbst, in der eigenen »Sprache« befangen, die ihnen zum Verhängnis wird. Deutlich wird dabei, daß der Spiegel – einmal als Wasser, einmal als Widerhall – etwas anderes reflektiert als das eigene Ich.

Im Narziß-Mythos klingt bereits das heute vielfach angewandte imaginative Verfahren, das sogenannte innere Sehen oder Katathyme Bilderleben an, das auf der ursprünglichen Fähigkeit des Menschen beruht, seinen inneren seelischen Zustand, das heißt vorbewußte und unbewußte emotionale Regungen und Affekte, an symbolischen Selbstdarstellungen zu erleben. Symbolcharakter haben dabei die Quelle und die Blume. In diesen symbolischen Inhalten der Imagination kann der Therapeut den Ausdruck der individuellen Problematik, der unbewußten Strebungen, Ängste, Abwehrvorgänge und neurotischen Haltungen erkennen.

Zu wenig wurde bisher von den Augenärzten die Verbindung von symbolhafter Sprache und Organstörung bewertet. Der Volksmund bietet genügend Beispiele für die Umschreibung eines psychischen Zustands durch die »Augensprache«: »Man ist ganz Auge, weint sich die Augen aus, hütet etwas wie seinen Augapfel, es gehen einem die Augen auf, Augen können lachen, weinen, funkeln, sprühen, blitzen, drohen, einen festhalten; man kann liebäugeln; Liebe macht blind, Haß macht starräugig, man hat einen von Sorgen getrübten Blick, ein Mensch ist blind vor Wut, Angst oder Eifersucht; wenn Probleme überhand nehmen, sieht man schwarz; vor dem, was wir nicht sehen wollen, verschließen wir die Augen; wenn wir von jemandem gekränkt werden, können wir diesem Menschen nicht in die Augen sehen; viel Unheil geschieht aus Versehen.« Die Augen spiegeln Gefühle wider; andererseits sind starke Emotionen in der Lage, das Sehen zu stören.

Für den heutigen Menschen ist das Auge wie eine Kamera, das heißt ein Apparat und nicht ein lebendes Organ, das unablässig eine Leistung erbringen muß. Infolgedessen kann der Mensch nicht zulassen, daß das Auge auch einmal versagen kann. Das äußere Sehen kann aber nur dann verbessert werden, wenn wir uns über eine weitere Dimension des Wahrnehmens, über das innere Sehen, informieren. Dies setzt die Erkenntnis voraus, daß Geist und Seele eine Einheit bilden und daß man sie gemeinsam mobilisieren muß. Groddeck schreibt: »Das Sehen ist eine Mischung von äußeren und inneren Bildern. Hier liegt die Faszination der zukünftigen Augenheilkunde.«

Die inneren Bilder setzen sich aus imaginativen, visionären, traumbildhaften Elementen zusammen. Die imaginativen Kräfte, die dem Traum innewohnen, können so auch für psychotherapeutische Vorgehensweisen in der Augenheilkunde genutzt werden. Es ist bemerkenswert, daß C. G. Jung sich zwar mit den Archetypen befaßt hat, die in den Träumen, Visionen, Phantasien der Menschen auftreten, und sie als Strukturelemente des unbewußten psychischen Materials erkannte, jedoch dabei das Auge außer acht ließ. Die Symbolhaftigkeit der Welt des Auges tiefenpsychologisch auszuwerten und zu hinterfragen, beziehungsweise den psychosomatischen Hintergrund von Augenstörungen und Erkrankungen ganzheitlich zu erfassen ist darum eine der wichtigsten Aufgaben der Augenheilkunde der Zukunft. Diese neue Sicht sollte die Integration von psychotherapeutischen Methoden, Autogenem Training, Imaginativen Verfahren, Gruppentherapie und Selbsthilfegruppen in die hochspezialisierte apparative und medikamentöse Augenmedizin ermöglichen und – um mit Viktor von Weizsäcker zu sprechen – »eine neue ärztliche Gesinnung hervorbringen, die psychoanalytisches und psychotherapeutisches Denken und Handeln mit in die traditionelle Medizin einbezieht«.

Das Organ Auge

Entwicklung, Anatomie und Physiologie des Auges

Die Entwicklung des Auges hängt eng mit der Entwicklung des Gehirns zusammen. Schon beim 22 Tage alten Embryo treten zwei flache Furchen auf jeder Seite des noch nicht geschlossenen Vorderhirns auf. Sie vertiefen sich dann als Sehgruben und entwickeln sich in den weiteren Lebenswochen zu Augenblasen, die sich später einstülpen und den doppelwandigen Augenbecher bilden, der dann mit dem Gehirn durch den Augenbecherstiel verbunden ist. Dieser wandelt sich zum Sehnerv (Nervus opticus), in dem die blutführenden Gefäße verlaufen. Durch den Augenbecherstiel wird die enge Verbindung zum Gehirn gehalten. In der siebten Woche verschmelzen die Ränder der Augenbecherspalte, und die Öffnung rundet sich zur Pupille ab.

Die Grundform des Auges entspricht einer Kugel mit einem Durchmesser von ungefähr 2,5 cm, einem Gewicht von 6,3 bis 8 g und einem Volumen von circa 6 ccm. An der vorderen, dem Licht zugewandten Fläche des Auges sind die Bild-entwerfenden, an der hinteren Seite die Bild-empfangenden und weiterleitenden Strukturen. Die Wand des Augapfels setzt sich aus einer äußeren, mittleren und inneren Augenhaut zusammen, die schalenartig übereinanderliegen: außen die Lederhaut (Sklera), die Schutzhülle des Auges, deren vorderer durchsichtiger Teil die Hornhaut (Cornea) ist, in der Mitte die Aderhaut (Chorioidea), die dunkel pigmentierte Gefäßschicht, deren vorderer Abschnitt die Regenbogenhaut (Iris) ist, sowie innen die dünne Netzhaut (Retina). Der Augapfel ruht in der knöchernen Augenhöhle, die von den Schä-

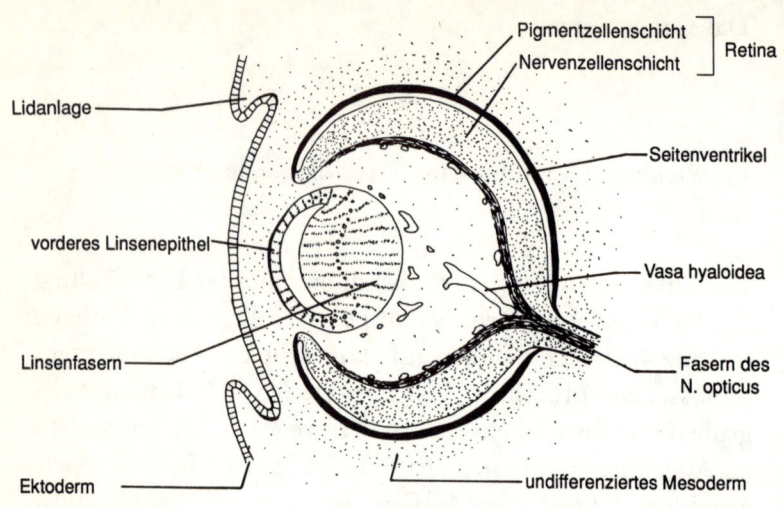

Ausbildung der Strukturen des Auges (Archiv Wolfgang Schultz-Zehden)

delknochen trichterförmig gebildet wird. Er kann sich im Bereich der Augenhöhle wie in einem Kugelgelenk bewegen. Die Bewegung erfolgt durch vier gerade und zwei schräge Muskeln; dadurch ist eine Beweglichkeit in allen Richtungen gegeben.

Die Linse entsteht etwa im 2.–3. Embryonalmonat, die Ausbildung der Vorderkammer und der Höhlen mit den Gefäßen erfolgt im 5. Embryonalmonat, die Lider und Tränendrüsen entwickeln sich im 3.–5. Embryonalmonat. Die endgültige Gestalt hat das Auge etwa im 7.–8. intrauterinen Zeitraum erreicht. Als letztes entsteht das Gefäßsystem. Wenn der Säugling zur Welt kommt, ist die Augenentwicklung praktisch abgeschlossen. Die Feindifferenzierung der Innenaugenmuskulatur, der Linse und des Glaskörpers wird im 8. Lebensmonat, die endgültige Größe des Auges etwa im 3. Lebensjahr erreicht.

Die harte, weiße und undurchsichtige Lederhaut geht nach

vorne in die stärker gewölbte, klare, gefäßlose und durchsichtige, etwa 1 mm dicke Hornhaut über. Die Lederhaut besteht aus 1–2 mm dicken filz-kollagenen Bindegewebsfasern, die infolge ihrer Unnachgiebigkeit dem Auge die Eigenform und Größe geben. Das Hornhaut-Bindegewebe hat keine Blutgefäße, es wird von dem ringsum liegenden Gefäßnetz ernährt. Demzufolge hat es nur einen geringen Stoffwechsel. Die mittlere Augenhaut, die Aderhaut, enthält zahlreiche Blutgefäße und geht nach vorn in den Strahlenkörper über, in dessen Fortsetzung die Regenbogenhaut die Mitte des Auges, das Sehloch, umgibt. Das schwarze Sehloch, die Pupille, und die Regenbogenhaut kann man deutlich durch die Hornhaut hindurch sehen; durch die Farbe der Regenbogenhaut wird die typische Eigenart des individuellen Auges geprägt. Die Regenbogenhaut ist die Blende des Auges. Mit Hilfe zarter, glatter, ringförmiger Muskelfasern kann sie das Sehloch erweitern und verengen.

Die innerste Schicht des Augapfels wird von der licht- und farbempfindlichen Netzhaut gebildet, die in ihrem hinteren Abschnitt stab- und zapfenförmige Rezeptoren enthält. Diese leiten den Reiz der Lichtstrahlen den feinen Verästelungen des von hinten an den Augapfel herantretenden und die Lederhaut durchbohrenden Sehnervs zu. Dieser wiederum gibt die Erregung an die Hirnhautrinde des Gehirnsehzentrums (Sehrinde) weiter, wo der bewußte Sehakt stattfindet. Je nach Wellenlänge des Lichtes wird dieses Bild farblich oder schwarz-weiß bewußt wahrgenommen. Die Netzhaut kleidet die Innenwand des Augapfels mit Ausnahme der Verbindungsstelle des Sehnervs vollständig aus. Da sich an dieser Stelle keine Rezeptoren befinden, ist sie lichtunempfindlich und wird deshalb als Blinder Fleck bezeichnet. Etwas seitlich davon liegt die zentrale Sehnetzhauptgrube, deren mittleres Drittel eine schwachgelbe Farbe aufweist, die ihr den Namen Gelber Fleck eingebracht hat. Da

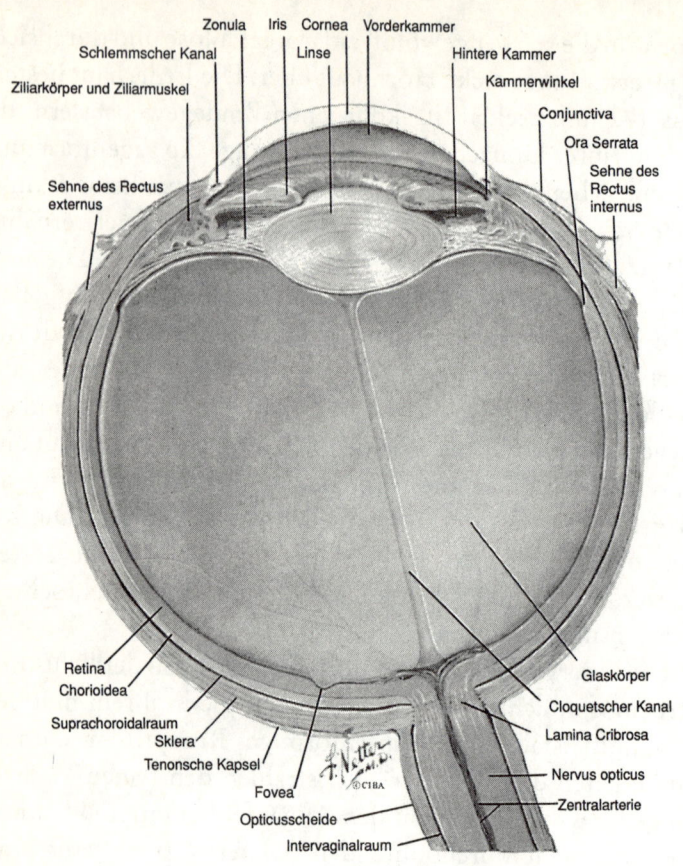

Zonula — Iris — Cornea — Vorderkammer
Schlemmscher Kanal — Linse — Hintere Kammer
Ziliarkörper und Ziliarmuskel — Kammerwinkel
Conjunctiva
Ora Serrata
Sehne des Rectus externus — Sehne des Rectus internus
Retina — Glaskörper
Chorioidea — Cloquetscher Kanal
Suprachoroidalraum — Lamina Cribrosa
Sklera
Tenonsche Kapsel — Nervus opticus
Fovea — Zentralarterie
Opticusscheide
Intervaginalraum

Anatomischer Überblick des Auges (© Ciba-Geigy, Basel)

in diesem Bereich die farbempfindlichen Zapfen besonders stark vorhanden sind, ist der Gelbe Fleck der Ort des schärfsten Sehens. Entsprechend der besonderen Funktion enthält dieser Bereich nur Rezeptororgane (Zapfen), die anderen Schichten sind auf ein Minimum reduziert, so daß das einfallende Licht direkt auf das Zapfenlager fällt.

Die vordere Augenkammer ist ein mit Kammerwasser angefüllter Gewebespalt, der sich zwischen der Hornhauthinterfläche, der Regenbogenhaut und der Linsenvorderfläche erstreckt. Der Abfluß der vom Epithel des Ziliarkörpers ununterbrochen gebildeten, klaren, wäßrigen Flüssigkeit erfolgt durch ein in die Hornhaut eingelagertes, mit dem äußeren Rand der Regenbogenhaut konzentrisch verlaufendes Ringgefäß, durch den sogenannten Schlemmschen Kanal (Sinus venosus sclerae). Der Schlemmsche Kanal ist ein dem Hornhautrand parallel verlaufender Abflußring in der Lederhaut. Ihm kommt die Aufgabe zu, das Kammerwasser am Winkel zwischen Regenbogenhaut und Hornhaut durch ein Maschengewebe, die sogenannten Fontanaschen Räume, abzuführen.

Die vordere Augenkammer steht nach hinten durch eine feine Öffnung mit der hinteren Kammer in Verbindung. Diese wird von der Regenbogenhauthinterfläche, den Fortsätzen des Ziliarstrahlenkörpers sowie von der Linsenvorderfläche begrenzt. Sie bekommt das Kammerwasser aus dem Strahlenkörper und leitet dieses durch den erwähnten feinen Gewebespalt in die vordere Augenkammer.

Den hinter der bikonvexen Linse und dem Strahlenkörper gelegenen Raum des Auges nimmt der von einer zähflüssigen, gallertartigen und durchsichtigen Masse angefüllte, zu 98 Prozent aus Wasser bestehende Glaskörper ein. Für die Lichtbrechung im Bereich des Auges sind also die Hornhaut und die Linse von eminenter Bedeutung für das durchfallende Licht, während Kammerwasser und Glaskörper eine durchleitende Funktion haben. Zu den Hilfsorganen des Auges gehören die bereits erwähnten vier geraden und zwei schrägen, sehr fein aufeinander abgestimmten Augenmuskeln, die das Auge bei seinen Bewegungen wie in einem Kugelgelenk hin- und hergleiten lassen. Dabei werden beide Augen immer gleichsinnig bewegt, so daß es zu einer Kreuzung der Sehachsen im Fixpunkt kommen kann.

Eine Schutzfunktion für die Hornhaut übernehmen die

Augenlider. Mit ihrem Bewegungsapparat und ihren Wimpernhaaren bewachen sie die Augapfeloberfläche, um sich bei der geringsten Gefahr reflektorisch zu schließen. In der straffen, aus Bindegewebe bestehenden Grundplatte der Augenlider liegen die großen, sich baumartig verzweigenden Talgdrüsen, deren Sekret die Lidränder einfettet, wodurch unter anderem ein Überfließen der Tränenflüssigkeit aus dem Augapfel beziehungsweise der Lidspalte verhindert wird. An den Haarbälgen sind darüber hinaus Schweißdrüsen gelagert. Am oberen äußeren Rand des knöchernen Augenhöhlendachs liegt die Tränendrüse, die mittels Ausführungsgängen in den oberen Teil der Bindehaut mündet. Die leicht alkalische Tränenflüssigkeit hat einen gelartigen Charakter. Der Tränenfilm überzieht die Hornhaut mit einer schützenden Schicht, die alle 10 bis 20 Sekunden abreißt und einen Lidschlag auslöst, um dann die Hornhaut mit einer neuen Tränenfilmschicht zu überziehen. Durch den unwillkürlichen Lidschlag wird der Tränenfilm also ständig erneuert. Die Tränenableitung erfolgt durch zwei Tränenkanäle, die die Tränenflüssigkeit aus dem Tränensee nach oben und nach unten ableiten. Diese wird über den Tränensack in die vordere Hälfte des unteren Tränennasengangs abgeleitet.

Grundvoraussetzung für die Funktion des Auges ist die Intaktheit von Hornhaut, Vorderkammer, Linse, Glaskörper und Pupille, die gut genährt werden müssen. Diese Ernährungsfunktion hat die Uvea übernommen, das heißt alle gefäßführenden Häute des Innenauges (die Regenbogenhaut, die gefäßführenden Häute des Strahlenkörpers und der Aderhaut). Diese Gefäße werden aus den Gefäßen der Sehnerven gespeist. Liegt im Bereich dieser gefäßführenden Schichten eine Störung vor, so kommt es gleichzeitig zu einer Beeinträchtigung der Sehfunktion. Das gleiche gilt für die sekundären Schädigungen der Bindehaut, der Lider, der Tränenorgane und sogar der Lederhaut. Optimales Sehen hängt von der störungsfreien Funktion aller brechenden Medien des Augapfels ab. Fehler im Augenbau führen zu Weitsichtigkeit, Kurzsichtigkeit, Stabsichtigkeit (Astigmatismus, krankhafte Veränderung der Hornhautkrümmung).

Der Akt des Sehens verläuft folgendermaßen: Lichtstrahlen fallen in die optischen Teile des Auges ein und bewirken auf der Netzhaut in bestimmten sensorischen Zellen (Stäbchen, Zapfen) einen physiologischen Impuls. Durch Querverbindungen zwischen Auge, Hirnrinde und Stammhirn wird aus dem rein optischen, elektromagnetischen Reiz eine Funktion, die zum Erfassen, Sehen, Erkennen der Gegenstände und Situationen führt – aus der Empfindung entwickelt sich die Wahrnehmung. Während bei der Kamera ein Abbild der Umwelt in das Gehäuse eintritt und auf dem Film sichtbar wird, bleiben beim Menschen Auge und Gehirn zusammen ein System, das die von außen einströmenden Daten analysiert, weiterleitet, verarbeitet und speichert. Sehen und Wahrnehmen sind untrennbar an das Denken gebunden. Das vom Gehirn geleitete Auge sieht selektiv, subjektiv und bemerkt nur das, was es sehen möchte oder zu sehen gezwungen ist. Die Ausscheidung unnötiger optischer Informationen ist wesentlicher Teil eines Ordnungsprozesses.

Die Vorgänge zur Gestaltwahrnehmung (Farbe, Form, Kontrast, Tiefenschärfe, Dreidimensionalität) sind komplex und erfordern eine Rückkoppelung zwischen Auge und Gehirn. Nachdem ein optischer Reiz wahrgenommen worden ist, wird der optische Apparat auf das Bild eingestellt. Dazu gehören Fixierung, Akkommodation und Einstellung der Pupillenweite oder Detailbetrachtung durch koordinierte Augenbewegungen. Das Ausmaß der Akkommodation ist abhängig von der Fähigkeit der Linse, ihre Gestalt von der Ferneinstellung zur Naheinstellung zu verändern. Die Akkommodationsfähigkeit nimmt im Alter ab, dann spricht man von Alterssichtigkeit oder Presbyopie. Während bei der

Weitsichtigkeit der Augapfel zu kurz gebaut ist, ist dieser bei Kurzsichtigkeit zu lang gebaut. Stabsichtigkeit ist in der unregelmäßigen Wölbung der Hornhaut begründet.

Nicht alles, was auf der Netzhaut optisch einfällt, wird auch wahrgenommen. Aus der ungeheuren Menge der Reize, die das Auge treffen, wird nur ein kleiner Teil ausgewählt. Liegt eine Störung des Zusammenspiels von Akkommodation, Konvergenz und Lichteinfall vor, so kann es zu Veränderungen und Krankheiten des Bild-aufnehmenden Apparats kommen, die durch bestimmte Therapien und ganzheitliche Methoden erfolgreich behandelt werden können.

Eine erhebliche Bereicherung des Lichtsinns stellt der Farbsinn dar. Hermann von Helmholtz, dem Erfinder des Augenspiegels, verdanken wir die Erkenntnis, daß rot-, grün- und violett-empfindende Fasern in den Zapfen der Netzhaut vorhanden sind, durch deren Erregung es zu einer Farbempfindung kommen kann. Erworbene Störungen des Farbsehens sind meistens Schädigungen im Bereich der Netzhaut und der Hirnrinde. Hauptfarbsinnstörungen sind angeboren und beruhen auf der Schädigung des roten oder grünen Gebietes.

Gesunde Augen sind in der Lage, in einem Umkreis von etwa 170 Grad nach beiden Seiten hin zu sehen. Einschränkungen des Gesichtsfeldes sind ebenso krankheitsbedingt wie die Herabsetzung der Sehschärfe eines Auges, die Störung des Gleichgewichts der Augenmuskeln oder des beidäugig gleichzeitigen Sehens. Diese krankhaften Augensymptome spiegeln oft leibseelische Zusammenhänge wider.

Sehen – mit den Augen und mit der Seele:
Psychische Faktoren bei Augenerkrankungen

Freuds Essay ›Zur Psychopathologie des Alltagslebens‹ markiert den Beginn der radikalen Psychologisierung unseres täglichen Lebens. Da absolute Gesundheit so gut wie nicht gegeben ist, ersetzt Freud den Begriff Gesundheit durch Normalität und entwirft in seiner Schrift eine Pathologie des Normalen. Was bedeutet aber »normal«? Dieser Begriff hat jeweils eine individuelle Wertigkeit. Es ist keineswegs alles normal, was uns im Leben begegnet, und das Krankhafte kann auch ein Teil des Normalen sein. Ohne Zweifel spielt das psychische Geschehen bei der Entstehung von Krankheiten eine entscheidende Rolle. Wenn sich im medizinischen Denken die Erkenntnis durchsetzt, daß der Mensch eine Leib-Seele-Einheit ist, daß psychische Störungen somatische Veränderungen bewirken können und umgekehrt, so ist es eigentlich selbstverständlich, daß sich derartige Veränderungen ebenso wie an allen anderen Organen auch am Auge manifestieren können.

Unser Organismus steht unter der Obhut einer höheren Macht, eines Über-Ichs, wie heute die Selbsthilfegruppen zu definieren pflegen. Dieses Über-Ich wird von den verschiedenen Religionen, je nach Kulturkreis, als Jahwe, Gott, Allah, Buddha und so weiter bezeichnet. Georg Groddeck hat dafür den Begriff »Es« geprägt. Von diesem Es wissen wir nichts, haben wir keine Abbildung, es ist individuell für jeden einzelnen da. Und so ist auch der gesamte kranke Organismus beziehungsweise das kranke Organ von dieser inneren Stimme individuell geprägt. Krankheit kann nicht mit Aufhören der Gesundheit oder mit Aufhören der Normalität definiert werden. Es muß jeweils ein individuelles Maß dafür angesetzt werden, wann der Mensch beziehungsweise das Organ krank ist, um der Außenwelt zu dokumentieren, daß etwas schief läuft beziehungsweise daß eine Änderung stattfinden muß. Unterschiedlich ist auch die Reaktion der Menschen: Der eine ist tatkräftig, möchte der Erkrankung auf den Grund gehen und konsultiert den Arzt; der andere fühlt sich unter den gleichen Gegebenheiten todelend und läßt sich hängen. Wichtig ist es für den Arzt, den Therapeuten oder die Vertrauensperson zu erkennen, welchen Stellenwert im Augenblick die Befindlichkeit – im Alltagsleben »Krankheit« genannt – für den betreffenden Menschen hat. Jede Krankheit ist Ausdruck des Mißbehagens am augenblicklichen Lebensstil; und so ist auch jedes körperliche sowie psychische Symptom eine Warnung für den Betroffenen, der aufgrund dieser Krankheitszuweisung seine Lebensumstände, sein soziales Umfeld überdenken sollte. In diesem Sich-Rechenschaft-Ablegen liegt der Schlüssel zur Erkenntnis der Krankheit, des Problems.

Seit der Etablierung der Psychoanalyse durch Freud ist jeder Arzt aufgefordert, diese persönlichen Verstörungen aufzuspüren und in seine Behandlung einzubeziehen. Das »Es«, der Inbegriff des Unbewußten, beinhaltet sowohl das Verdrängte, das als ein abgespaltener Teil des Ich zu betrachten ist, als auch das Vorbewußte, das bewußt werden kann, aber im gegebenen Zeitpunkt nicht bewußt ist; ferner das Bewußtsein der Anwesenheit von Wahrnehmungen; endlich das Ich, das derjenige Teil des Es ist, der sich durch das Wahrnehmungsbewußtsein verändert. Das Ich als Bereich des Es ist auch der Inbegriff der im gegebenen Zeitpunkt bewußten, auf das erlebende Ich bezogenen psychischen Inhalte.

Nach Freud soll aus dem Es das Ich werden, also Bewußtheit, Wachheit, Rationalität. So hat auch die analytische Erfahrung die Überzeugung gewinnen lassen, daß bestimmte psychische Inhalte wie auch die Symbolik keine anderen Quellen haben können als die erbliche Übertragung. Eine

Veränderung der Persönlichkeit kann darum immer nur in einem bestimmten Rahmen möglich sein. Letztlich geht von jeder Krankheit die Botschaft aus: »Laß von deinen bisherigen Lebensgewohnheiten ab, denn sie haben dich krank gemacht, und bedenke, daß diese Krankheit eventuell auch zum Tode führen kann.« Nimmt man die Wahrnehmung des menschlichen Organismus auf, die uns das Über-Ich und das Es vermitteln, so kann man die Krankheit als Chance verstehen.

Voraussetzung dafür sind allerdings die Bereitschaft, die eigenen Lebensumstände zu analysieren, und die Interaktion zwischen Arzt/Therapeut und Patient. Einen wichtigen Beitrag haben in jüngster Zeit die Selbsthilfegruppen geleistet, indem sie Krankheit nicht nur als monokausales, sondern als multifaktorielles Symptom ansehen.

Sehen ist nur mit Hilfe des Lichtes möglich, wodurch die optischen Informationen zum Gehirn geleitet werden. Der Gehalt des Bildes wird im Gehirn gespeichert, und daher rührt auch die mittelalterliche Vorstellung, daß wir zwei Augen hätten, um das Gleichgewicht zwischen Gut und Böse, außen und innen zu halten. Das, was als Bild in das Auge eindringt, wird aufgezeichnet und bleibt erhalten. Dabei kann schon das Richtige vom Falschen, das Gute vom Bösen geschieden werden. Es wäre darum falsch zu meinen, das Sehen käme nur aufgrund physikalischer Gesetzmäßigkeiten zustande wie das Bild bei einem Fotoapparat. Das Sehen schließt neben äußeren Gegebenheiten der Umwelt wie Licht und Objekt auch anatomisch-physiologische Voraussetzungen des Sehorgans sowie psychische Vorgänge des Wahrnehmens mit ein.

Zum Verständnis dieser Vorgänge sei hier das Reaktionsmuster geschildert, das die Grundlage psychisch bedingter Faktoren bei Augenstörungen darstellt. Beim Anblick eines unbekannten, angstmachenden Objekts wird zunächst auf der Netzhaut in bestimmten sensorischen Zellen (Stäbchen,

Zapfen) ein elektromagnetischer Impuls ausgelöst. Dieser erste, primitive Teil des Sehakts wird als Empfindung bezeichnet. Der physiologische Impuls reizt bestimmte Elemente der Hirnrinde und Stammhirnanteile (formatio reticularis, Limbisches System, sogenanntes Gefühlshirn). Die Erinnerung als biochemischer Effekt zeichnet sich im Limbischen System nieder. Durch Querverbindungen zwischen Auge, Hirnrinde und Stammhirn wird aus dem rein optischen, elektromagnetischen Reiz eine Funktion, die zum Erfassen und Erkennen der Gegenstände der Außenwelt – zur Wahrnehmung – führt.

Sehen ist immer ein subjektiver, selektiver Vorgang, denn auf dem Weg von der Empfindung zur Wahrnehmung werden individuelle emotionale Befindlichkeiten, Erinnerungen, Erfahrungen, Lern- und Denkprozesse in das Sehen mit einbezogen. Bei der Beobachtung unseres eigenen Bildes im Spiegel sehen wir nur unsere äußere Gestalt, seitenverkehrt und unvollständig, vergleichbar mit den Masken der Schauspieler im alten Griechenland. Um etwas wahrnehmen zu können, muß der Betrachter selbst aktiv werden, ist eine Interaktion mit dem Gegenüber erforderlich, die vor dem Spiegel in der Regel nicht erfolgt. Der äußere Sehakt, das heißt die Erfassung von Menschen, Dingen und Vorgängen durch die Sinne, bedarf der »inneren« Wahrnehmung, der Erfassung von seelischen Vorgängen in uns, von Gefühlen und Gedanken. Bei diesem Prozeß der Selbstwahrnehmung werden – analog dem äußeren Sehvorgang – Eindrücke aufgenommen, ausgewählt, im Gedächtnis gespeichert oder verdrängt. Der enge Zusammenhang zwischen Augen und Psyche ist unverkennbar. Unser optisches System des Auges nimmt mit dem visuellen Sehen die Außenwelt wahr. Ob es auch das innere, visionelle Sehen wahrnimmt, vermag man noch nicht zu sagen. »Im Auge spiegelt sich die Welt von außen und der Mensch von innen«, sagt H. Schipperges treffend.

Sehen ist eine Mischung aus äußeren und inneren Bildern

und unterliegt soziokulturellen Bewußtseinsprägungen. Über unsere Augen nehmen wir nur das wahr, was unser inneres »Filtersystem« durchläßt, das sich aus den Prägungen durch unsere Umwelt entwickelt hat. So läßt sich auch der Vorgang der Verdrängung erklären, bei dem eine Wahrnehmung aus dem Bewußtsein ausgeklammert wird, obwohl sie im Unbewußten lebendig wirksam bleibt. Dieser Vorgang engt zwar unsere Wahrnehmung ein, verhindert aber, daß wir von widersprüchlichen und folglich angstmachenden Eindrücken überflutet werden, die Konflikte in uns auslösen. Verdrängung ist so gesehen ein selbstgewählter Schutz vor allem Bedrohlichen, Verwirrenden, vor dem Eindringen widersprüchlicher Reize über Augen und Gefühl. Unser Gehirn kann sich über sensorische Informationen einfach hinwegsetzen, wenn es diese mit den bisherigen Erfahrungen nicht in Einklang zu bringen vermag. So haben beispielsweise Versuchspersonen, denen Masken mit einem nach innen gestülpten Gesicht gezeigt wurden, trotz der Evidenz der Realität »normale Gesichter« wahrgenommen. Wird unserem Gehirn ein optisches Chaos präsentiert, so setzt dieses alles daran, die gewohnte Ordnung wiederherzustellen – ein Vorgang, der in der Psychologie als Gestaltwahrnehmung bezeichnet wird. Hierzu gehört auch die Neigung, unvollständige Konturen durch Erfahrungswerte zu ergänzen, sowie die Fähigkeit, bestimmte Eigenschaften als konstant und wesentlich zu erfassen, andere als weniger wichtig abzulehnen. Das bekannteste Experiment dieser Art ist, die Welt, den äußeren Eindruck durch Prismenbrillen auf den Kopf zu stellen. Nach kurzer Zeit wird das Bild vom Gehirn wieder »umgedreht«.

Augenhintergrunderkrankungen haben oft psychosomatische Ursachen. Zumeist lösen psychosoziale Reize über psychophysiologische Mechanismen die organische Krankheit aus. Trichtel (1979) nahm einen Zusammenhang mit dem Licht-Maladaptionssyndrom (Licht-MAS) an, das heißt einer Beeinträchtigung der Anpassungsfähigkeit des Auges an das Licht. Bleibt die Funktionsstörung längere Zeit bestehen und liegt die Lichtbelastung über dem Bereich der Norm, so können je nach individuellem »Streßprofil« verschiedene chronische Augenleiden entstehen. Streß kann die Sehkraft erheblich beeinträchtigen – je nachdem, ob es sich um Eu- oder Dys-Streß handelt (griechisch *eu*, wohl, gut; griechisch *dys*, abweichend von der Norm, übel, schlecht). Der Eu-Streß hat eine antriebs- und leistungssteigernde Wirkung, die sich im Erfolgserlebnis niederschlägt. Der Dys-Streß versetzt den Menschen in körperliche Alarmbereitschaft und mündet in Frustration und Angst. Bei Flucht oder Angriff sind blitzschnelle Reaktionen beziehungsweise der Einsatz von Muskelkraft die einzige Chance, mit heiler Haut davonzukommen. Charakteristisch für diese Art der Kraftentwicklung ist laut Trichtel, daß sie auf Alles-oder-nichts-Einsatz programmiert ist. In kritischen Situationen »möchten wir die Wände hochgehen« oder »vor Wut aus der Haut fahren«. Statt dessen müssen wir aus soziokultureller Angepaßtheit Aggressionen unterdrücken und mit möglichst unbewegter Miene sachlich verhandeln. Der chemische Prozeß, der seit Urzeiten in unserem Körper stattfindet, bewirkt aber bei den heutigen Belastungsproben genau das Gegenteil. Die schädliche Konzentration der auf körperliche Aktivität ausgerichteten Hormone Adrenalin und Noradrenalin kann nur durch Kraftakte wieder schnell abgebaut werden. Die erzwungene Bewegungslosigkeit und die Blockierung der geistigen Fähigkeiten, die uns an der Lösung des Problems hindern, haben gefährliche organische und psychische Folgen. Streß kann im wahrsten Sinne des Wortes »ins Auge gehen«.

Mit der Aufstellung seines physiologischen Reaktionsmusters in Streßsituationen hat Trichtel nachgewiesen, daß die psychosomatischen Folgen von Umweltbelastung vielfältiger sind, als bisher angenommen wurde. Arbeit am Bildschirm nimmt kontinuierlich zu, so daß genau beobachtet werden muß, welche Streßfunktion sich durch diese Lichtveränderung am Arbeitsplatz ergeben könnte. Neurotische Depressions- und Angstzustände, Phobien, hysterische Reaktionen, Zwangsvorstellungen und zwanghaftes Verhalten können als Zeuge äußerer Umstände auftreten.

Pulsbeschleunigung, Augendruck- und Blutdruckerhöhung sind die üblichen neurovegetativen Symptome, die bei Angst auftreten. Diese äußert sich beim Auge durch Pupillenveränderung, Lidschluß, Lidflattern, Kammerabflußblockade und so weiter. Wird ein solches Reaktionsmuster chronisch, so kann es zu einer krankhaften Veränderung des Auges an den Lidern, Augenmuskeln, am Tränenabflußapparat, Kammerwasseraustausch oder Augenhintergrund kommen.

Mit der zunehmenden Beanspruchung des Auges, durch Veränderung der Luftzusammensetzung (Ozon-Bildung) oder durch die Arbeit am Computer, werden in Zukunft die Lichtschutzmechanismen mit verbesserter Blendreaktion der Augenlider oder Abblendfunktion der Pupille sowie Lichtadaption der Netzhaut einer Mutation unterzogen werden. Drei Fragen werden in den Mittelpunkt rücken: Was kann ich sehen? Was muß ich sehen? Was will ich sehen? Das Sehen-Können spielt sich sicherlich auf der physiologischen, das Sehen-Müssen auf der sozialen und das Sehen-Wollen und Sehen-Dürfen auf der psychologischen Ebene ab.

Doch die letzte und neue Dimension des Sehens nach innen ist das »Sehen ohne Augen«. Was will und darf ich mir zugestehen zu sehen, und was kann ich wieder aus der Tiefe meines Unbewußten, aus der Verdrängung heraufholen? Diesem Schema entsprechen auch die pathologischen Folgerungen, die der Mensch zieht, wenn er sich den Anforderungen des Alltags nicht mehr stellen will. Er bedient sich dabei der von Freud herausgestellten Mechanismen der Übertragung, Gegenübertragung und des Widerstands und setzt sie im Bereich des Auges mit mannigfaltigen Symptomen um. Stellungsanomalien, Ermüdungserscheinungen, entzündliche Veränderung, Augendrucksteigerung, Augenhintergrunderkrankungen und Erblindungsängste werden eingesetzt, um nicht mehr sehen zu müssen.

Im Gespräch, im fortschreitenden Aufbau einer individuellen Situationsanalyse oder im Erarbeiten der persönlichen Lebenssituation des Patienten wird der psychosomatisch denkende Augenarzt laufend neue Aspekte somatischer sowie psychologischer Art aufspüren. Voraussetzung für eine erfolgreiche Arzt-Patient-Beziehung ist eine gewisse menschliche Interaktion, die es ermöglicht, auch psychologische Diagnostik und Therapie zu betreiben. Die Vorstellung, daß Krankheit für den Organismus etwas Wesensfremdes, von außen Herangetragenes sei, ist falsch. Der Organismus hat die Fähigkeit sowohl zum Kranksein als auch zum Gesundsein. Dementsprechend ambivalent ist auch das Verhältnis des Kranken zum Arzt und Therapeuten: Er empfindet ihn einerseits als Helfer, andererseits aber auch als Bedrohung. Er überträgt Freundschafts- und Feindschaftsempfindungen auf den Arzt, fördert ihn oder lähmt ihn.

Jahrzehntelang schwelte die Angst des Psychoanalytikers vor dem Auge und die Angst des Augenarztes vor der Psychoanalyse. Erst jetzt fließen die Grundsätze der Lehre Freuds, Adlers, Jungs und Groddecks auch in die Augenheilkunde mit ein. Die Analyse des Bewußten und des Verdrängten kann mit großem Nutzen auch in der Therapie von Augensymptomen eingesetzt werden. Ein Organleiden setzt sich – genauso wie ein Traum – aus vielen Elementen zusammen.

Das organische Symptom läßt Unerkanntes und Unbekanntes wieder in die Bewußtseinsebene aufsteigen, ähnlich wie es sich beim Traumbild-Geschehen abspielt. Die Visualisierung, das heißt die Reise ins Bildreich der Phantasie, macht klar, was das Symptom zeigt, indem sie auf verschiedene Bewußtseinsebenen des Sehens zurückgreift.

Um dem Bedürfnis der Patienten nach einer ganzheitlichen Betrachtung ihrer Person zu entsprechen, sollte in der neuorientierten Augenheilkunde der Zukunft über die üblichen, vorwiegend technisch ausgerichteten Behandlungsmethoden hinaus zusätzlich psychotherapeutische Hilfe angeboten und die psychosoziale Dimension des Behandelten mit berücksichtigt werden.

Die Organsprache

Für Plato ist das Auge »ein Symbol der Welt«, zusammengefügt aus den Elementen Feuer, Wasser, Erde und Luft, wobei die Regenbogenhaut der Erde, die Pupille der Luft und das Sehen selbst dem Feuer zugeordnet werden können. Unverkennbar ist hier der Einfluß von Platos Vorläufer Heraklit, nach dessen Anschauung das Wesen der Welt die unsichtbare Harmonie ist, in der alle Verschiedenheiten und Gegensätze aufgelöst sind. Ihm zufolge ist die Welt Werden, und Werden ist eine Einheit der Gegensätze.

So ist auch der Sehvorgang ein fortwährender Kreislauf, dem sowohl eine physische als auch eine psychische Kausalität zugrunde liegen. Wenn Lichtstrahlen durch die Hornhaut auf die Netzhaut fallen, entwerfen sie dort das umgekehrte Bild eines Gegenstandes. Dieser physische Reiz löst die Empfindung aus; ihr folgt die Wahrnehmung, die das Lustgefühl und das Begehren nach dem Gegenstand erweckt. Ist der Gegenstand etwa eine Frucht, so werden schon bei ihrem Anblick die Verdauungssäfte abgesondert und Arm und Hand in Bewegung gesetzt, um sie zu ergreifen und zu verzehren. Der optische Reiz ist also der Auslöser, der physische in psychische Kausalität und umgekehrt überleitet. Das Ergreifen der Frucht bewirkt die Aktivierung der Verdauungsdrüsen, die durch die Motorik der Eingeweide Energie verbrauchen, so daß man von einem immerwährenden Kreislauf, von einer gesetzmäßigen Abfolge der Verwandlungen und einem fortwährenden Ausgleich zwischen ihnen sprechen kann. Der Sehvorgang ist also mehr als ein rein mechanisches Geschehen, denn er ist jeweils durch die psychische Befindlichkeit des Individuums bestimmt. Dem Menschen ist es individuell gegeben, sehen zu wollen, sehen zu müssen und sehen zu können. Wir können lernen, »mit anderen Augen« zu sehen. So verändern Brillen beziehungsweise Kontaktlinsen auch psychisch unser Sehen.

Daß das Auge nicht nur als rein optisches, sondern auch als Gefühlsorgan eingesetzt wird, spiegelt sich in der Sprache wider. Man kann mit eigenen oder mit fremden Augen etwas sehen; das lachende Auge sieht das Objekt immer anders als das weinende. In Redewendungen wie »es fällt mir ins Auge« oder »ich fasse etwas ins Auge« wird das Auge als Instrument des Sehens begriffen. Unser Sprachgebrauch bietet aber auch genügend Beispiele für tiefere und umfassendere Dimensionen des Sehens. So läßt Goethe in ›Faust. Zweiter Teil‹ Lynkeus, den Türmer singen: »Zum Sehen geboren, zum Schauen bestellt.« Demnach ist Sehen die passive Affektion des Gesichtssinns und Schauen ein bewußter Willensakt, der den Blick darauf richtet, etwas erkennen zu wollen. Zum Schauen gehört aber auch Schatten, »die Hemmung des Lichts, die durch das Abbild eines Körpers geworfen wird«. Der metaphorische Sprachgebrauch »über den Schatten springen« offenbart den veränderten Blickpunkt des Bildes. Wir empfangen von außen ein Bild, funktionieren es um und werfen es wiederum nach außen.

Die Chance der Augenheilkunde liegt darin, nicht mehr an der rein optischen Begründung des Sehens festzuhalten, sondern psychische Faktoren und Prozesse in die Therapie stärker mit einzubeziehen. Kann der Mensch auch »ohne Augen«, nur mit der Seele sehen? Die Übergänge zwischen dem Sehen mit den Augen und dem Sehen mit der Seele sind fließend. Wir selbst können nicht entscheiden, ob wir im Augenblick gerade mit den Augen oder mit der Seele sehen. Illusion, Halluzination, Traum oder Vision können manchmal schwer voneinander geschieden werden. Wenn wir die Augen schließen und uns bestimmte Gegenstände, Landschaften, Menschen vergegenwärtigen (Imagination), haben wir in unserer inneren Anschauung die lebendige Vorstellung des betreffenden Gegenstands. Oft fallen sogar zwei Bilder im gleichen Augenblick zusammen. Das eine wirkt von außen nach innen, das andere von innen nach außen, so daß man Sehen immer als eine Mischung und gegenseitige Durchdringung von äußeren und inneren, also individuell unterschiedlichen Bildern begreifen muß.

Sehen kann niemals erzwungen werden. Aldous Huxley spricht in seinem 1943 erschienenen Buch von der »Kunst des Sehens«, weil richtiges Sehen genauso gelernt werden muß wie die Kunst des Malens, des Komponierens oder des Häuserbauens. Das zur »Seh«-Leistung treibende bewußte Ich bewirke lediglich, daß die Augen zu starren beginnen, weil sie zuviel aufnehmen müssen und damit nur das Gehirn ermüden, das seinerseits wieder die aufgenommene Bildschärfe verschlechtert. So komme es nach Huxley zu einem sich selbst negativ verstärkenden Kreislauf. Unter Fehlsichtigkeit leidende Menschen sollten hingegen angeregt werden, ihrerseits einen positiv verstärkenden Kreislauf in Gang zu bringen: Entspannte Augen in einem entspannten Körper gleiten tänzerisch über das Gesichtsfeld. Tänzerisch verknüpft das Gehirn die eingehenden Informationen mit gespeicherten Daten. So vertieft sich das Gesehene, gewinnt an Umrißschärfe und Intensität der sichtbaren wie der emotionellen Farben. Im »Zustand wacher Passivität und dynamischer Entspannung« spielen sich Gehirn und Augen gegenseitig den »Ball« des Wahrnehmens, Auswählens und Erkennens zu. Schon vor etwa 50 Jahren wunderte sich Huxley, daß ausgerechnet ein für den Menschen so existentiell wichtiges Organ wie die Augen von der Schulmedizin isoliert betrachtet wurde. Brillen würden doch dem stündlich und täglich wechselnden Zustand der Augen niemals gerecht werden, wie könnten sie denn dann für Heilung sorgen? Zu wenig Beachtung wurde bisher den Zusammenhängen zwischen Körper und Seele geschenkt. »Ich bin von den berühmtesten Kapazitäten des Fachs behandelt worden, ohne daß eine einzige auch nur mit einer Silbe von einem geistigen Aspekt des Sehens gesprochen oder erwähnt hätte, daß man Auge und Gehirn auch falsch gebrauchen kann«, schrieb Huxley, der Wegbereiter der Suche nach Bewußtseinserweiterung. Innere Bilder werden oft von Bildern überlagert, die individuelle Erfahrungen aus früherer Zeit aus dem Unbewußten heraufholen.

Starke Emotionen sind in der Lage, das Sehen zu stören. So kann Kurzsichtigkeit ein selbstgewähltes Hilfsmittel sein, um sich aus Nöten zu retten, manche Dinge nicht sehen zu wollen. Groddeck betrachtete Augenstörungen als den Versuch eines Patienten, bestimmte Dinge in seinem Leben nicht mehr sehen zu müssen: »Wo das Abwenden des Blicks, des Kopfes, des Körpers, das Schließen der Augenlider nicht ausreicht, störende Eindrücke der Außenwelt abzuwenden, tritt unter Umständen bei entsprechender Disposition eine Erkrankung hinzu, vom einfachen Gerstenkorn bis hin zur Erblindung.«

Für welche Art von Konflikten spricht nun das Auge die sogenannte Organsprache? Welcher Art sind die unbewältigten Lebensprobleme, die sich in einer Augenkrankheit niederschlagen? Bei welchen Persönlichkeitsstrukturen ist das Auge der Ort des geringsten Widerstands? Bisher fehlen eingehende Feldstudien über die Zusammenhänge zwischen speziellen psychischen Störungen und bestimmten Augenerkrankungen psychosomatischer Art. In den volkstümlichen Sprachgewohnheiten finden sich Hinweise dafür, daß »jedes Gefühl, jeder Affekt eine bestimmte organische Repräsentanz« hat und »regelhaft mit einem bestimmten Organ verbunden« ist (Jores). Die später angeführten Fallbeispiele werden diese Zusammenhänge aufzuhellen versuchen.

Im Bereich der Symbolsprache kommt dem genetischen Potential besondere Bedeutung zu. Gemäß Darwins Selektionstheorie bleiben im ständigen Konkurrenzkampf diejenigen Individuen aufgrund einer natürlichen Auslese am Leben und können sich vermehren, die besser an die jeweils herrschenden Bedingungen angepaßt sind. Später wurde dann Darwins Lehre von der Selektionstheorie auf die Entwicklung von Gesellschaften übertragen (Sozialdarwinismus) und eng mit Evolutionismus, Biologismus und der Organismustheorie verbunden. Da die Menschen von Natur aus ungleich seien, führe diese Ungleichheit zur Bildung gesellschaftlicher Hierarchien, denn im »Kampf ums Dasein« setzen sich die »Tauglichen« durch, während sich die weniger Geeigneten unterordnen.

In der ersten Hälfte des 19. Jahrhunderts hatte Gregor Mendel die Gesetzmäßigkeiten der Vererbung erkannt und erforscht, daß das Erbgut aus voneinander unabhängigen und konstanten Erbanlagen aufgebaut ist, die von Generation zu Generation weitergegeben, aber umgruppiert werden. Der genetische Code ist also vorprogrammiert, das heißt, die Summe aller Erbeigenschaften der männlichen und weiblichen Vorfahren sind in diesem Code vereinigt. In dem Augenblick, in dem Eizelle und Samen zusammentreffen, werden die Grundzüge des Individuums geprägt. All unsere Leistungen bauen auf genetischen Informationen unserer Vorfahren auf und vermischen sich aufgrund der jeweils besonderen Umweltkonstellationen zu einem neuen biochemischen Konstrukt.

Der genetische Code spiegelt die potentielle Lebensenergie im Wechselspiel mit den vielfältigen Milieueinflüssen wider, und daraus resultiert die kinetische Energie im Bereich der praktischen Lebensgestaltung. Somit ist der genetische Code als Summe der erbmäßig festgelegten biochemischen Stoffe eine potentielle Energieform. Durch günstige oder ungünstige Milieubedingungen werden bestimmte Eigenschaften und Fähigkeiten ausgebildet oder unterdrückt. Eine günstige Gestaltung des Lebensmilieus ist also eine wichtige Grundlage für das Aufwachsen des Individuums. Und da diese mit dem Zeitpunkt der Zeugung in der Gebärmutter beginnt, spielt die Mutter im Genpotential eine beherrschende Rolle.

Säuglinge sind Instinktwesen und nehmen zunächst nur durch Haut- und Augenkontakt die Beziehung zur Mutter auf. Ihre Funktionen entwickeln sich in einem dauerhaften biologischen Kontakt mit der Mutter über das Streicheln und schließlich über die höheren Sinnesorgane Auge, Ohr und Geruch.

Das erste, was der Säugling aus seiner Umwelt differenziert, sind die Augen der Mutter. Inwieweit ist die Wahrnehmung der Bewegung in der pränatalen und frühkindlichen Phase für die Welt des Auges von Bedeutung? Sicher ist, daß die Wahrnehmung der Bewegung wesentlich früher anzusetzen ist als die Nutzung des Auges. Die Frucht im Mutterleib bewegt sich und wohnt in einer bewegten Welt, bevor das Auge als Wahrnehmungsorgan in Funktion treten kann. Und so ist auch das Sehen von der Bewegung des Auges abhängig. Die Forschung hat nachgewiesen, daß das Auge ohne Lidbewegung stundenlang vor sich hinstarren kann und der Lidschlag nur dazu dient, die Augen in dem Augenblick zu befeuchten, wenn sie bewegt werden.

In den ersten Lebenswochen und -monaten vollzieht sich die Entwicklung des Kindes mit einer ungeheuren und nie wiederkehrenden Dynamik. So haben alle Wahrnehmungen während dieser Zeit einen tiefgreifenden Einfluß und kehren in ihrer Konflikthaftigkeit mit den verschiedensten Symptomen später aus dem Unbewußten wieder hervor. Jedes wahrgenommene und ins Gedächtnis eingeprägte Bild ist individuell gefärbt und von den im Augenblick vorherrschenden Gefühlen geprägt. Je nach individueller Wichtigkeit und Besonderheit werden die Wahrnehmungen, Bild- und Gefühlswerte in verschiedenen Bewußtseinsebenen gespeichert. Sie finden sich später wieder als Tagträume, Vorstellungen, Imaginationen, Phantasien oder Halluzinationen.

Psychisch gesunde Menschen sind in der Lage, die negativen und zunächst unverarbeiteten, verdrängten Wahrnehmungen wieder ins Bewußtsein zu holen, sich mit ihnen auseinanderzusetzen und sie dann gefahrlos abzulegen. Bei psychisch labilen Menschen, die aus Mangel an Erfahrung oder aus seelischem Unvermögen nicht imstande sind, diese Seh-Eindrücke und Erlebnisse zu verarbeiten, wachsen diese zu Konflikten aus. Sie können neurotische und psychogene Sehstörungen zur Folge haben.

Auch vorgeburtliche Einflüsse können sich seelisch und körperlich sowohl negativ als auch positiv auswirken. Die wichtigste Schutzperson auf diesem Gebiet ist zwar die Mutter, die jedoch auch die Gefühle ihres Partners überträgt. Wird dieses Schutzsystem in der pränatalen Phase oder sofort nach der Geburt durch Disharmonie in der Beziehung zwischen Vater und Mutter durchbrochen, so kann das genetische Potential nicht weiterwirken, es beginnt die Milieuschädigung des Kindes.

Hinweise auf eine Störung der Vater-Mutter-Beziehung gibt dem Therapeuten bereits die Augenstellung, denn wenn das rechte oder das linke Auge eine Schielstellung annehmen, kann der Therapeut symbolhaft daraus ableiten, daß das nicht fixierende Auge an Bedeutung unterlegen ist. Diese Behauptung kann durch eine Fülle von Fallbeispielen erhärtet werden, die deutlich machen, daß das Auge nicht nur ein Organ, sondern auch ein Symbol ist.

Die ganzheitlich orientierte Augenheilkunde hat sich Erkenntnisse der tibetischen Medizin zunutze gemacht, indem sie die Begriffe Mutterauge und Vaterauge übernommen und auf die Vorstellungswelt unseres Kulturkreises übertragen hat. In therapeutischen Gruppengesprächen zeigt sich immer wieder, daß das rechte Auge dem Vater und das linke der Mutter zugeordnet werden kann, so daß es leichter fällt, die Schwierigkeiten aufzudecken, die der Betroffene mit seinen Eltern hat. Das Vaterauge gehört also zur rechten Körperseite, die mit der linken Hirnhälfte korrespondiert. Hier sind das logische Denkvermögen, die Sprachfähigkeit, das Zahlengedächtnis, das lineare und analytische Denken sowie das Empfinden für Zeit angesiedelt; diese Fähigkeiten werden als dem »bewußten Ich« zugehörig bezeichnet. Die linke Körperseite ist der rechten Hirnhemisphäre zugeordnet. Sie ist zuständig für Intuition, Rhythmus, Bewegung, Vorstellungskraft, Bildhaftigkeit, Farbempfinden, Phantasie und Musikalität.

Imitation und Identifikation spielen eine große Rolle in der frühkindlichen Phase. Das Kind übernimmt Gewohnheiten, Neigungen, Vorlieben, Abneigungen der Eltern und versucht, sich durch Identifikation mit diesen Rollen die Zuneigung der Eltern zu erwerben oder aber das »Anderssein« durchzusetzen. Auch für das Auge spielt diese Psychodynamik eine wichtige Rolle. Oft resultiert daraus ein Sehfehler des Kindes, der in den Eltern Schuldgefühle weckt. Als Kompensation hierfür entwickeln die Eltern meistens Überängstlichkeit, die sich wiederum auf das Kind überträgt, das anders als die Eltern sein wollte.

Das hier in Aktion tretende Prinzip von Übertragung und Gegenübertragung hat seinen Ursprung in der Urangst, das Kind könnte merken, daß zwischen den Eltern etwas nicht stimmt. Das »Nichtakzeptiert-Werden« in der Familie und in der Schule vermittelt dem Kind ein tiefes Gefühl des Versagens, das »Nicht-gesehen-werden-Wollens«. Das Kind, das einen heftigen Drang nach Anerkennung verspürt, sucht unter allen Umständen nach Wegen, dieses Bedürfnis zu befriedigen, meist um den Preis der totalen Anpassung an die vermeintliche Erwartungshaltung. Auch der leibseelische Zusammenhang zwischen tabuisierter Sexualität und Sehen spielt eine entscheidende, bisher nicht beachtete Rolle. Es beginnt schon in der frühen Kindheit mit der unschuldigen Neugier des Kindes, das verwarnt wird: »Da schaut man nicht hin«, und endet für den älteren Menschen damit, daß eine intime Beziehung sich nicht »schickt«. Kein anderes Gebiet bietet soviel Zündstoff für Konflikte wie die Sexualität. Das zeigt sich in neuester Zeit besonders an der Inzestforschung (Vater-Tochter- und Mutter-Sohn-Sexualität). Kollidiert das angelernte Schuldgefühl mit dem eigenen Handeln, so entsteht »der« Konflikt. Dieser aber wird oft verdrängt, und hier spielt das Auge eine wesentliche Rolle, denn es ist aktiv als Wahrnehmungs- sowie als Verdrängungsorgan beteiligt. Wendet man psychoanalytische Methoden in der Augenheilkunde zur Behandlung von Sehstörungen an, so ist es unumgänglich, daß der Augenarzt sich darum bemühen muß, den Konflikt zu erkennen, der sich hinter dem Symptom verbirgt. Das Objekt, das wir ansehen, sendet Lichtstrahlen in das Auge und befruchtet die Netzhaut. Es ist also ein Muttersymbol, gleichzeitig aber auch ein Symbol des Phallus, des zeugenden Vaters, der auf diese Weise die Sehnerven und damit das Gehirn befruchtet und dadurch die Tätigkeit des Sehens in Gang bringt. Diese Zweigeschlechtlichkeit des Auges beweist dessen Doppelbedeutung als Einzelorgan und erklärt gleichzeitig die Zwiespältigkeit unseres Sehens.

Die Ursymbole des Weiblichen und Männlichen verkörpern sich im Auge. Nach der Lehre C. G. Jungs spiegelt das Auge sowohl die Anima, das heißt alle diejenigen Elemente des anderen Geschlechts, die der Mann archetypisch in sich bewahrt, wenn auch verdrängt, als auch den Animus, das Seelenbild des Mannes im Unbewußten der Frau. Das Wissen darum, daß das Auge zweigeschlechtlich ist, erleichtert die Suche und die Aufarbeitung des Konflikts. Filtert man die männlichen und die weiblichen Komponenten aus einem bestimmten Geschehen heraus und zieht man die Symbole heran, die von diesen beiden Komponenten überlagert sind, so kann die Ursache leichter erkannt und der Konflikt – in unserem Fall die Sehstörung – leichter bewältigt werden.

Angst und Verdrängung

In der Augenheilkunde spielt die Angst eine größere Rolle als der Schmerz. Schon die Vorstellung der Bedrohung des Sehvermögens löst Angst aus. Warum wurden aber die Erkenntnisse der Tiefenpsychologie und Psychoanalyse hinsichtlich der Bedeutung des Auges für die Gesamtpersönlichkeit bisher so zögernd aufgenommen beziehungsweise nicht gesehen? Angst ist zweifelsohne eine elementare Schutzreaktion, zugleich aber oft der Grund für die Entstehung neurotischen Verhaltens. Um der Angst auszuweichen, entwickelte der Mensch Techniken, diese zu betäuben, zu überspielen oder sie gar zu leugnen, das heißt sie zu verdrängen.

Da Behinderungen des Sehvermögens immer einen starken Verlust an Kontakt zur Umwelt bedingen, befinden sich diejenigen, die unter Sehstörungen leiden, immer in einer besonderen emotionalen Situation. Die Angst vor Erblindung kann bis zur Psychose führen, denn nicht selten klagen Patienten: »Wenn ich nicht mehr sehen kann, will ich auch nicht mehr leben.« Die Erblindungsangst tritt oft schon bei geringfügigen Augensymptomen auf und kann Sinnbild einer frühen archaischen Angst vor Hilflosigkeit und Abhängigkeit sein.

53

Traumatische Erfahrungen der frühen Kindheit haben wir zwar aus unserem Bewußtsein ausgeklammert, sie sind aber im Unbewußten lebendig wirksam geblieben. Dieser Verdrängungsvorgang engt einerseits unsere Wahrnehmung ein, schützt aber andererseits unsere Psyche vor allem Bedrohlichen und Verwirrenden um uns herum. Wir nehmen dann nur das wirklich wahr, was das »Logos«, das »Es« für unser Wohlsein für wichtig hält. Amerikanische Neurologen haben jüngst den Beweis dafür erbracht, daß sich ein Verdrängungsvorgang sogar messen läßt. Der Mensch sendet unterschiedliche Hirnwellen aus, je nachdem, ob er das gesehene und das innere Bild gut zur Deckung bringt, oder ob er das, was er sieht, lieber verdrängt.

Wie bereits dargelegt, ist Sehen ein höchst individueller Vorgang, der durch das soziale Umfeld und unsere eigenen inneren Einstellungen geprägt wird. Ein Kind richtet sich mit seinen körperlichen und seelischen Anlagen auf die Umweltbedingungen ein. Der Blick nach draußen wird immer anders ausfallen, je nachdem, ob es extrovertiert oder introvertiert, zart und sensibel oder draufgängerisch und neugierig ist. Dementsprechend werden sich seine äußeren und inneren Augen entwickeln. So kommt die alte Weisheit zum Tragen: »Der Geist schafft sich den Körper.«

Kinder liefern anschauliche Beweise dafür, wie sie den emotionsbetonten seelischen Teil des Sehens mit Hilfe der Sprache, Gestik und Mimik aktivieren, um ihr Sehen besser als Einsicht, Absicht oder Aussicht zu präsentieren. Wir sehen nicht, was uns Angst macht, was uns eventuell die Gesellschaft als Tabu auferlegt hat oder was uns schlimme Erfahrungen bringen könnte, sondern wir sehen das, was uns im Augenblick unser innerer Filter vorschreibt. Und so ist es auch in der Krise der heutigen Schulmedizin möglich, daß die Augenärzte die psychoanalytischen Komponenten nicht sehen wollen, da ihre Auswirkung auf die Zukunft sie beängstigt.

Bestimmt verhält es sich nicht so, daß die Tätigkeit des Auges vom Augenblick des Erwachens bis zu dem des Einschlafens nach außen und vom Einschlafen bis zum Erwachen nach innen gerichtet ist. Augen sind äußerst sensitive, auf Gefühle besonders empfindlich reagierende Organe, die wie ein Seismograph auf das seelische Befinden des Menschen reagieren. Wird beispielsweise die Ursache einer seelischen Belastung über längere Zeit nicht behoben, so können die Augen ihre Beweglichkeit und Anpassungsfähigkeit verlieren. Wie bewältigt das Auge die ständig wachsenden Anforderungen und den Alltagsstreß? Der Mensch verlangt, daß das Auge rund um die Uhr funktioniert und der Überforderung standhält. Etwaige Fehler oder Störungen des Organs sollen darum beseitigt werden.

In einer Zeit zunehmender Spezialisierung und Technisierung empfiehlt es sich, psychotherapeutische Methoden in die augenärztliche Behandlung einfließen zu lassen, um die bewußten und unbewußten Komponenten des individuellen Sehens zu ermitteln. Neu ist für die Augenheilkunde, daß die Psychoanalyse von dem Augenblick der »Ich-Bildung«, also nach dem dritten Lebensjahr, mit herangezogen werden muß, um die Ursachen der frühkindlichen Angst, die der Grund der Verdrängung ist, aufzuspüren und aufzuheben. Um das frühkindliche Angsterleben auszuloten, bieten sich vier Kriterien an:

1. Veränderung der Gefühle (erhöhte Reizbarkeit, Nervosität und Verletzbarkeit, Affekt- und Stimmungslabilität, Pessimismus)
2. Veränderung der Wahrnehmungsfähigkeit (erhöhte Anspannung, Einengung von Aufmerksamkeit, Konzentration und Orientierung)
3. Entwicklung körperlicher Symptome (psychomotorische, psychovegetative Reaktionen des Gesamtorganismus)

4. Veränderung des Kontaktes zur Umwelt (innerlicher Rückzug oder verstärktes Anlehnungsbedürfnis, starken Schwankungen unterlegen)

Die aktive Mitwirkung des Betroffenen bei der Aufdeckung des Konflikts, der zu den Symptomen geführt hat, ist allerdings Voraussetzung für den Erfolg der Behandlung. Der Betroffene muß zu der Erkenntnis gelangen, daß er eine Änderung bei sich selbst durchführen muß; einen psychoanalytischen Eingriff kann somit jeder nur für sich selbst vornehmen.

Der Gedanke, in einer augenärztlichen Praxis zusätzlich zur somatischen Therapie einzel- und gruppentherapeutische Behandlung anzubieten, mag vielleicht zunächst überraschen. Bei mindestens 40 Prozent aller Augenerkrankungen sind aber psychosomatische Aspekte nachweisbar, so daß psychotherapeutische Hilfe angebracht erscheint. Der Augenarzt, der sich mit Augenpsychosomatik beschäftigt, muß erkennen, daß eine scharfe Trennung zwischen Diagnose und Therapie nicht mehr durchführbar ist. Wie findet man unter den Patienten diejenigen heraus, deren psychische Komponente ihres Augenleidens für sie so bedeutsam ist, daß über die Behandlung des Organs hinaus eine psychische Therapie notwendig ist? Wie muß die Organsprache übersetzt werden?

Der amerikanische Augenarzt William H. Bates, der mit seiner »Sehschule« Aldous Huxley wieder zum Sehen verhalf, führte vor mehr als einem halben Jahrhundert Augenübungen zur Behandlung von Fehlsichtigkeit ein, die mittlerweile in Verruf geraten sind, weil er sie losgelöst von tiefenpsychologischen Erkenntnissen anwandte. Sicherlich ist es unsinnig, sämtliche Anomalien allein mit Muskeltraining bessern zu wollen. Bates' Konzept beruhte auf Erfahrungen, die er in seiner eigenen Praxis machte, in der die Akkommodation des Auges die vorherrschende Rolle spielte.

Die meisten Sehstörungen lassen sich aus der Gewohnheit des Menschen ableiten, unter großer Anstrengung die peripheren Anteile des Auges zum Sehen zu benutzen. Durch diese Anstrengung erkrankt der Mensch. Mit Brille beziehungsweise Kontaktlinsen versucht er, der Forderung zu entsprechen, genau und scharf sehen zu müssen. Bates behauptete, die Brille strenge das Auge mehr an, als daß sie es entlaste. Um das Auge zum Ausruhen und zum Sehen im zentralen Bereich der Netzhaut anzuregen, empfahl er Palmieren, Blinzeln, Pflege der Imagination. Ebenso postulierte er, daß das geschlossene Auge schwarz sieht und daß sich der Kranke dieses Schwarz-Sehen innerlich vorstellen muß. Bates' Augenübungen sind bestimmt nicht falsch, aber sie stellen nur einen kleinen Teil unseres heutigen Sehprogramms dar, das sich weitgehend analytisch-tiefenpsychologische Methoden zunutze macht. Sehstörungen sind ein Hilfsmittel der Vernunft, der höheren Macht oder des Es, um etwas zu verdrängen, das durch Vorbeisehen, Übersehen, Zu-kurz-Sehen, Nicht-Erinnern, Blick-Abwenden nicht gelingt. So ist auch Kurz- beziehungsweise Weitsichtigkeit ein Mittel, um bestimmte Dinge nicht mehr sehen zu müssen.

Jeder Mensch kann für sich in Anspruch nehmen, einen eigenen Sehprozeß in Gang gesetzt zu haben. Der Therapeut versucht, sich in den individuellen Sehprozeß hineinzuversetzen und nachzuempfinden, wie sein Gegenüber das Objekt wahrnimmt. Mit welcher Methode wird man aber in Zukunft die meisten Erfolge erzielen? Werden das kinästhetische oder eidetische, das heißt bildhafte Sehen, oder aber die Verbindung beider in die neue Betrachtungsweise einbezogen werden? Die Kinästhesie wirft die Frage auf, inwieweit das Sehen von der Wahrnehmung der Bewegung abhängig ist.

Bestimmt ist die Wahrnehmung der Bewegung früher anzusetzen als das Sehen, denn die Frucht im Mutterleib bewegt sich und wird dauernd bewegt, ohne daß das Auge an diesem

Prozeß beteiligt ist. Der enge Zusammenhang zwischen Sehen und Bewegung offenbart sich auch darin, daß das Sehen vom Bewegen des Auges abhängig ist.

Unter eidetischem Sehen versteht man die Fähigkeit des Menschen, Anschauungsbilder zu schaffen, die real nicht vorhanden sind. Es handelt sich um Objekte, die von der Netzhaut aufgefangen werden und an eine beliebige Stelle des Raumes projiziert werden können, an dem sich das Objekt nicht befindet. Diese kindliche Fähigkeit, sich ein Bild dort zu erschaffen, wo es keines gibt, geht mit der Pubertät verloren. Jaensch zufolge haben die Europäer das eidetische Sehen verdrängt, um die Pubertät nicht wahrzunehmen, während andere Kulturvölker diese Fähigkeit über die Pubertät hinaus bewahrt haben. Das eidetische Sehen kann wieder ins Bewußtsein zurückgerufen werden – eine Methode, die dazu beiträgt, bestimmte Dinge im Leben besser zu erkennen und zu bewältigen. Tom Seidmann-Freuds Bilderfolge ›Das Zauberboot‹ bietet die Möglichkeit, interessante Beobachtungen zum eidetischen Sehen anzustellen. Man läßt verschiedene Personen acht Bilder in acht Reihen betrachten, wobei die einzelnen dann aus dem Gedächtnis aufzählen müssen, welche Bilder sie noch in Erinnerung haben. Diese Übung soll dazu dienen, auch die vergessenen oder ungenau erinnerten Bilder aus dem Gedächtnis hervorzuholen. Männer vergessen manche Bilder leichter als Frauen. Die vergessenen Gruppen und Bilder geben Aufschluß über das Individuum. ›Das Zauberboot‹ verdeutlicht, daß unangenehme Erinnerungen, die sich beispielsweise auf die Sexualität beziehen, leichter vergessen und verdrängt werden. Kinder vergessen oft Bilder, die Sexualsymbole darstellen, weil sie entweder an unangenehme Situationen in ihrer frühen Kindheit erinnert werden oder damit noch nichts anfangen können. Am Beispiel des »Zauberboots« wird klar, wie eng Angst und Verdrängung mit dem Sehvermögen zusammenhängen.

Das Buch von Tom Seidmann-Freud eröffnet uns auch die Einsicht, über die inneren Bilder nachzudenken, die so alt sind wie die Geschichte der Menschheit. Sie reichen von der Vision des blinden Sehers mit seiner prophetischen Gabe im Altertum bis zur gezielten aktiven Imagination der heutigen didaktischen Verfahren. Auch Träume gehören zum elementaren Bedürfnis des Menschen. Im Traum vermischen sich realistisch anmutende Situationen des Tagesgeschehens mit irreal erscheinenden Symbolen oder Bildern des Gedächtnisses beziehungsweise der Phantasie. Erinnerungsbilder stellen sich oft durch bestimmte Worte ein, wenn man über vergangene Ereignisse spricht, die filmartig vor dem inneren Auge ablaufen.

Bekannt ist dieses Phänomen bei älteren Menschen, die sich die Vergangenheit noch bildhaft vorstellen können, die unmittelbare Gegenwart jedoch innerhalb kürzester Zeit aus dem Gedächtnis löschen. Therapeutisch ist es faszinierend, Korrekturen an diesen imaginativen Bildern anzubringen, um bestimmte Ängste auszuloten und zu steuern.

Dies gilt ganz besonders für das Auge. Welches Minderwertigkeitspotential wird bei einer Augenstörung angesprochen, und wie kann es vom Therapeuten gesteuert werden? Das Wissen um das innere Sehen läßt uns oft die Angst über das Auge und über die Urgewalt, die diesem Organ innewohnt, vergessen. Durch die Interaktion zwischen Patient und Therapeut kann die Angst vor Nähe, Selbsthingabe, Selbstaufgabe und Ich-Verlust bewältigt werden. Der Versuch, durch die inneren Bilder die Angst des Patienten zu überwinden, setzt aber auch die Bereitschaft des Arztes voraus, diese Bilder zu verstehen und an den eigenen Gefühlen und Ängsten zu messen.

Die Symbolsprache der Augensymptome

Die meisten Augenerkrankungen können als Versuch des Unbewußten betrachtet werden, zu verhindern, daß die einzelnen auf der Netzhaut entstehenden Bilder sich zu einem Gesamtbild vereinigen. Welcher Konflikt liegt aber diesem Symptom zugrunde, das sich nur noch symbolhaft äußern kann? Ersetzt man den Begriff Symptom durch »Symbol«, wie es in der Psychoanalyse und Tiefenpsychologie üblich ist, so stellt sich heraus, daß unerledigte Spannungen oder verdrängte Triebinhalte sich oft als Fehlleistungen, als neurotische Symptome (Somatisierung) oder als Traumsymbole zeigen.

Symbolcharakter hat bereits die Vater-Mutter-Urbeziehung in der Phase der Zeugung, der Vorgeburt und der Geburt. Diese Urbeziehung ist bei jedem Individuum unterschiedlich und tritt im Verlauf der kindlichen Entwicklung immer wieder symbolhaft neu auf. Der Säugling erlebt die Welt von Anfang an als eine vielfach gestaffelte Symbolwelt. Erst allmählich lernt das Kind – unterstützt durch Tastwahrnehmungen und kinästhetisch-motorische Elemente –, den Signalcharakter eines bestimmten Gegenstands in reales Sehen umzuwandeln, die Gegenstände räumlich zuzuordnen (nebeneinander, hintereinander), ihre Entfernung abzuschätzen. So lassen sich Denken und Sprache sozusagen als sinnbildliches »Probieren« begreifen.

Anthropologisch betrachtet ist der Mensch ein »Augenwesen«. Der Gesichtssinn ist der am höchsten entwickelte und universalste Sinn, kann viele Erfahrungsbereiche im Sichtbaren zusammennehmen und sogar die Eindrücke anderer Sinnesorgane symbolisch übernehmen, zum Beispiel den Dingen ihre Schwere, Rauheit, Glätte »ansehen«. Er ist die Grundlage des Symboldenkens: Zum denkenden und ordnenden Überblicken der Dingwelt genügt oft ein nur angedeutetes Wahrnehmen von Teilaspekten, von Abbildungen, von Zeichnungen, Schemata, Zeichensystemen hochsymbolischer Art, die sich aber gleichwohl des sichtbaren Elements bedienen.

Als Ursymbol des Männlich-Weiblichen, als Schiene zwischen Psyche und Soma ist das Auge von Anfang an widersprüchlichen Botschaften ausgesetzt, die es oft nicht in Einklang zu bringen vermag. Daraus resultieren nicht selten Konflikte, die nicht nur die Augen betreffen, sondern sich auf den ganzen Körper und die innere Haltung des Menschen auswirken. Es ist aber erstaunlich, daß der Mensch sich normalerweise für die Qualität seiner Sehkraft nicht zuständig fühlt. Er betrachtet sie als angeboren oder nur durch ärztliche Kunst korrigierbar und geht mit starrem Scheuklappen-Blick durch die Welt, um andere Sichtweisen nicht aufkommen zu lassen. Ein wichtiger Auftrag für die Augenmedizin der Zukunft ist es darum, die Ursachen dieser Einengung der Wahrnehmung und Erlebnisfähigkeit herauszufinden. Stellt sich der Therapeut auf die Symbolwelt seines Gegenübers ein und versucht er, mit ihm zusammen diese zu entschlüsseln, so kann er Aufschluß über dessen Psyche erlangen und das Symptom durchleuchten.

Aber nicht nur die bereits erwähnte pränatale und frühkindliche Phase, in der die Symbolsprache individuell wirksam zu werden beginnt, ist für die Sehschärfe ausschlaggebend. In den folgenden wichtigen Lebensphasen tauchen verstärkt Sehschwierigkeiten auf: bei der Einschulung, in der Pubertät, in der Zeit der Berufswahl und der Partnerbeziehung, in der Lebensmitte (Midlife crisis) und im beginnenden Alter. Neue Anforderungen, seelische Belastungen, die Angst vor dem Erwachsenwerden, Schwierigkeiten mit der Sexualität, die Identitätssuche im Berufsleben oder in der Partnerschaft, das Nachdenken über das eigene Leben, die Sinnsuche in der Lebensmitte und im Alter lassen sich symbol- und symptomhaft am Auge ablesen. Jeder Mensch erarbeitet für sich eine spezielle Symbolsprache, die individuell gedeutet werden muß.

Von prägender Bedeutung ist gewiß die Urbeziehung des Betroffenen zu den Eltern in der frühkindlichen Phase, die in der symbolhaften Aufarbeitung der Symptome therapeutisch sichtbar wird. Fragestellungen wie: Was ging damals in mir vor? Was war für mich wichtig? Was wollte, konnte ich? Was mußte ich damals tun? Was beruhte auf Fremdeinwirkung? sind mitbestimmend für künftige Beziehungen, für Sexualität und Wünsche des Individuums.

Auch Hoffnungen und Trauer sind die Triebfeder für das Auftreten von Sehschwierigkeiten. Mit den Augen werden oft seelische Belastungen kompensiert. Ob sie sich in Kurz- oder Weitsichtigkeit ausdrücken, hängt davon ab, ob das Kind im frühen Schulalter den Rückzug auf das Nahe oder die Phantasiewelt des Fernen sucht.

Erwachsen zu werden, scheint in der Pubertät bedrohlich zu sein, und aus dieser Angst heraus tritt Kurzsichtigkeit in verstärktem Maße auf. Auch in der Zeit zwischen dem 28. und dem 35. Lebensjahr kann unerwartet Kurzsichtigkeit auftreten. In diesem Entwicklungsstadium spielen die Selbstverwirklichung im Berufsleben und die Partnerbeziehung eine entscheidende Rolle. Symbol-/symptomhaft drückt sich aus, ob das Berufsleben einen mit Zufriedenheit erfüllt oder ob sich ein Veränderungs-/Krankheitssymptom in dem Wesen des Betroffenen bemerkbar macht. Ähnlich verhält es sich mit Partnerbeziehungen.

Die Symbolsprache, das heißt die innere Bildersprache des Auges, ist der Schlüssel für das Verhalten und die Symptomatik eines Menschen. Auch im Traum oder Tagtraum offenbaren sich, häufig in symbolisch verkleideter Form, Triebregungen, Wünsche, Ängste, die im Wachzustand kontrolliert oder zurückgedrängt werden. Verwandt mit der Phantasietätigkeit einerseits, mit dem Märchengut der Völker andererseits, wurde der Traum seit der Romantik als seelische Dimension neu entdeckt und dichterisch gedeutet. Die Tiefenpsychologie der neuesten Zeit sieht in ihm ein wichtiges diagnostisches Hilfsmittel und zugleich einen Zugang zur Erforschung des Unbewußten. Gefühle, besonders Affekte kehren im Traum in verstärkter Form wieder. Die Gefühle, die wir empfinden, wenn die Bilder aus der Tiefe auftauchen, bringen uns einen Schritt weiter in der Konfliktsuche. Diese bildhaft-visuellen »Erinnerungsreste« zu deuten, ist ein wesentlicher Bestandteil der neuen ganzheitlich orientierten Augentherapie. In der Phantasiereise, im Autogenen Training oder im Katathymen Bilderleben, die in der Gruppentherapie erlebt werden, wird diese Bildersprache entschlüsselt.

Gerhart Hauptmann schreibt in seinem Roman ›Der Narr in Christo Emanuel Quint‹: »Alle verschiedenen Arten und gerade die Träume erforscht zu haben, würde bedeuten, daß der Traumforscher in einem weit tieferen Sinn als irgendein anderer ›Kenner der menschlichen Seele‹ ist.« Schon Aristoteles bezeichnete den Traum als Spiegel der Seele, was umgesetzt bedeutet, daß das Auge als solcher zu betrachten ist. In der Symbolsprache können wir aus dem Bild erkennen, warum wir gerade dieses Symbol nutzen, um unsere kranke Seele wieder gesund werden zu lassen. Eine kranke Seele braucht auch immer einen kranken Körper, und sie wählt sich immer ein bestimmtes Symbol aus. Das ist die Sprache, die heute die Menschen, insbesondere die Ärzte und die Psychotherapeuten, erlernen müssen. Krankheit ist Zerrissenheit. Zerrissene Fäden wieder zu knüpfen, ist eine Herausforderung des Therapeuten, der mit Hilfe der Logotherapie (Einzelgespräch, Selbsthilfegruppen oder themenzentrierte Gruppenarbeit) die Symbolsprache des erkrankten Organs zu »übersetzen« versucht.

Auf die Symbolik des Auges ist auch Georg Groddeck in seinem Buch ›Der Mensch als Symbol‹ eingegangen. Er stellt einen kühnen Vergleich zwischen der Pupille und den weiblichen Genitalien an und sieht einen Zusammenhang zwischen dem Beginn der Geschlechtsreife in der Pubertät, dem Aufhören des eidetischen Sehens und dem Auftreten der Kurzsichtigkeit (Myopie) zwischen dem 12. und 16. Lebensjahr. Betrachtet man Kurzsichtigkeit als selbstregulierenden Mechanismus des Körpers, als Angst des Heranwachsenden vor der Sexualität, so kann auch die Alterssichtigkeit (Presbyopie) dahingehend interpretiert werden, daß der Mensch sich selbst isoliert, Angst hat, dem Ende seines Lebenswegs entgegenzusehen, und es vorzieht, seine engste Umgebung verschwommen wahrzunehmen. Das In-die-Ferne-Rücken des Nahpunkts läßt auch das In-die-Ferne-Rücken der Jugend und das Herannahen des Todes zu einer Realität werden.

Symptomatik und Symbolik des Auges sind untrennbar miteinander verbunden: Mit Hilfe der Symbole können seelische Konflikte aufgedeckt und eine erfolgversprechende ganzheitliche Behandlung eingeleitet werden.

Fallbeispiele

Fall 1: Trockene Bindehautentzündung bei Medikamentenabhängigkeit (Conjunctivitis sicca)

Eine fünfunddreißigjährige Verwaltungsangestellte, die seit sechs Jahren Kontaktlinsen trug, kam 1978 in die Praxis mit der Bitte, den Sitz ihrer vom Optiker angepaßten Kontaktlinsen zu kontrollieren. Sie klagte über Trockenheitsgefühl und Jucken in den Augen und führte ihre Beschwerden darauf zurück, daß ihre Linsen nicht mehr richtig säßen. Mit Hilfe des Schirmertests wurde bei durchgängigen Tränenwegen eine trockene Bindehautentzündung diagnostiziert und längere Zeit konservativ behandelt. Gleichzeitig wurde der Patientin geraten, die Linsen zur Kontrolle und zur Reinigung bei ihrem Optiker abzugeben. Nach vierzehn Tagen wurden die Kontaktlinsen wieder eingesetzt; vier Wochen später kam die Patientin mit den gewohnten Beschwerden erneut in die Praxis. Da die Bindehautentzündung über ein halbes Jahr anhielt, wurde die Patientin unruhig. Da mit der medikamentösen Therapie die Beschwerden nicht behoben werden konnten, wurde der Patientin eine Gruppentherapie vorgeschlagen. Sie reagierte empört, da sie annahm, man unterstelle ihr, psychisch krank zu sein.

Ein halbes Jahr später kam die Patientin wieder in die Praxis: Sie hatte von Autogenem Training als Begleitmaßnahme bei Sehproblemen gehört und äußerte den Wunsch, an einem Kurs teilzunehmen. Sie machte einen gewandelten Eindruck und schien selbst zu bemerken, daß irgend etwas mit ihr nicht stimme, denn weder Medikamente noch neue Kontaktlinsen sowie Brillen hatten ihr geholfen. Sie wurde in eine AT-Gruppe aufgenommen und begann bei der anschließenden dynamischen Gruppengesprächstherapie von ihrer Medikamentenabhängigkeit zu erzählen. In letzter Zeit hatte sie sich zusätzlich angewöhnt, zur Entspannung einen Drink zu nehmen.

Der Therapeut brauchte in diesem Fall gar nicht einzugreifen, denn die Gruppe riet ihr spontan, eine Selbsthilfeorganisation, wie beispielsweise die Anonymen Alkoholiker, aufzusuchen und das Problem durchzusprechen. Die Patientin beschloß, sich nach Abschluß des Kurses diesem Problem zu stellen. Als sie, etwa ein Vierteljahr später, zur monatlichen Gesprächsrunde kam, erzählte sie, daß sie inzwischen den Zusammenhang zwischen ihrem Suchtverhalten und den Augenbeschwerden erkannt hatte. Schon seit zwanzig Jahren nahm sie regelmäßig Schlafmittel ein und erhöhte je nach Bedarf die Dosis. In besonders schwierigen Phasen wußte sie nicht einmal, wie viele Tabletten sie während des Tages oder der Nacht genommen hatte. Immer dann, wenn sie mit Hilfe der Medikamente versuchte, den Anforderungen der Wirklichkeit zu entfliehen, traten Schwierigkeiten mit den Kontaktlinsen auf. Daraufhin suchte sie jedesmal einen Augenarzt auf, der sie – wie eingangs geschildert – behandelte.

Dies ist ein klassisches Beispiel für die Unwirksamkeit einer Symptombehandlung bei psychogenen Störungen. Solange die Patientin versuchte, ihre psychischen Probleme mit Medikamenten zu lösen, traten sie an anderer Stelle in Form von Kontaktlinsen-Störungen wieder auf. Im Laufe der Jahre wurde sie sich ihrer Medikamentenabhängigkeit bewußt und suchte immer, wenn ihr Suchtverhalten bedrohlich wurde, Hilfe beim Augenarzt, dem sie aber nur das Symptom »trokkenes Auge« und »Probleme mit den Kontaktlinsen« schilderte. Aber der Hilferuf, den sie verdeckt stellte, wurde nicht gehört. Erst durch die über die übliche Behandlung hinausgehende psychische Betreuung mit Hilfe des Autogenen Trainings und der Gruppentherapie war es möglich, bis zum Kern der Störung vorzudringen und eine Heilung einzuleiten.

Fall 2: Feuchte Bindehautentzündung bei
Alkoholabhängigkeit (Conjunctivitis squamosa)

Ein heute fünfundfünfzigjähriger Handelsvertreter kam vor dreiundzwanzig Jahren zum erstenmal in die Praxis und klagte über lästigen Tränenfluß. Besonders am Morgen käme es zu starken wäßrigen Sekretionen. Der augenärztliche Befund wies keine Auffälligkeiten auf. Der Patient machte einen sympathischen Eindruck, sein leicht schreckhaftes Verhalten

66

fiel zunächst nicht auf. Die Bindehautentzündung wurde ein halbes Jahr lang mit verschiedenen Tropfen behandelt; dann kam der Patient erst zweieinhalb Jahre später mit den gleichen Symptomen wieder. Er sagte, daß die Behandlung ihm damals geholfen hatte und er erst seit kurzem wieder unter starkem Tränenfluß litt.

An den Lidrändern und an der Bindehaut war eine Rötung, am Augapfel ein erheblicher Reizzustand festzustellen. Die nach orthodoxen Methoden durchgeführte Therapie beschränkte sich auf die Verordnung der verschiedensten Medikamente. Die Behandlung nahm etwa anderthalb Jahre in Anspruch; während dieses Zeitraums wurde keine biographische Anamnese erhoben. Als der Patient fernblieb, ging man davon aus, daß die Medikation wiederum geholfen hatte.

Nach acht Jahren kam der Patient wieder und erkundigte sich nach dem Autogenen Training. Die ihm verordneten Medikamente hatte er immer eingenommen, wenn eine Bindehautentzündung aufgetreten war, und jedes Mal war eine Besserung erfolgt. In letzter Zeit ließ jedoch seine Konzentrationsfähigkeit nach, und es fiel ihm schwer, sich voll auf seine Aufgaben einzustellen. Er nahm an einem Grundkurs des Autogenen Trainings teil und war bei den ersten Übungen, in denen die entspannende Einstellung auf Ruhe, Schwere und Wärme vermittelt wird, ganz bei der Sache. Während der begleitenden Gesprächstherapie erzählte er dann, daß er seit fünfzehn Jahren an einem »Triefauge« litt, das immer während oder nach seinen dreitägigen »Sauftouren« auftrat. Nach diesem Geständnis vor der Gruppe brach er den AT-Kurs ab unter dem Vorwand starker beruflicher Beanspruchung.

Zwei Jahre später kam er wegen der chronischen Bindehautentzündung wieder in die Praxis, beschrieb aber nicht lange seine somatischen Beschwerden, sondern begann sofort von seinem schlechten Gewissen wegen des Fernbleibens vom Autogenen Training zu erzählen. Damals war ihm plötzlich klargeworden, daß er alkoholabhängig war. Nach dem Abbruch des AT-Kurses hatte er sich einer Selbsthilfegruppe der Anonymen Alkoholiker angeschlossen. Seither hatte er es geschafft, trocken zu bleiben, bis er vor einem Vierteljahr einen Rückfall erlitten hatte, bei dem die Entzündung am Auge gleich wieder aufgetreten war.

In der Selbsthilfegruppe schilderte er die Zusammenhänge zwischen dem Alkoholkonsum und dem Augensymptom. Wenn er maßlos trank, würgte und erbrach er sich morgens. Um den Tag einigermaßen zu überstehen, mußte er schon vor dem Frühstück mit Alkohol seine Magennerven und sein Händezittern beruhigen. In diesen Phasen trat mit zuverlässiger Regelmäßigkeit die Bindehautentzündung auf. Zur Stärkung seiner Vorsätze nahm er sich nun vor, das Autogene Training zu vertiefen. Bei den Supervisionsgesprächen zum AT-Kurs berichtete er außerdem, daß er jedesmal bewußt zum Augenarzt gegangen war, wenn er sich nicht mehr zu helfen wußte, in der Hoffnung, daß die Ärzte ihn auf sein Aussehen und den Alkoholkonsum ansprechen würden. Erst als er sich selbst eingestehen konnte, daß er alkoholabhängig war, gelang es ihm, seinem Augenarzt über die eigene Beobachtung des Zusammenhangs zwischen dem Entzündungssymptom und dem vorausgegangenen Alkoholkonsum zu berichten. Für den Alkoholiker ist das »Triefauge« charakteristisch. Der morgendliche Würgreflex, der den Alkoholkranken zwingt, schon vor dem Frühstück zur Flasche zu greifen, bewirkt, daß Lidränder und Bindehaut anschwellen. Das ohnehin schon gereizte Auge verleitet zum Reiben, was die Symptomatik noch verstärkt. In der Therapie dieser chronischen Bindehautentzündung muß also nicht nur das Symptom, sondern auch der Hintergrund der Erkrankung berücksichtigt werden. Der geschilderte Fall ist ein klassisches Beispiel dafür, daß die Behandlung des Symptoms erfolglos ist, wenn die Ursache der Krankheit nicht erkannt wird.

Fall 3: Schielen bei psychischer Belastung

Der Patient ist seit 1974 wegen seiner Schielstellung des rechten Auges und seiner Schwierigkeiten mit Brille sowie mit Kontaktlinsen in psychotherapeutischer Behandlung.

Zu seiner Biographie: Er wurde im August 1945 als uneheliches Kind geboren und wuchs bei der Mutter und Großmutter auf. Mit fünf Jahren wurde er wegen einer Tuberkulose ein Dreivierteljahr auf die Nordseeinsel Föhr geschickt. Die Trennung von seinen beiden weiblichen Bezugspersonen war eine starke seelische Belastung für den Jungen. Nach der Rückkehr vom Kuraufenthalt erkannte er die Mutter kaum wieder. Auf die Tuberkulose folgten verschiedene Kinderkrankheiten, so daß er erst mit sieben Jahren in einer katholischen Schule eingeschult wurde. Da ihm dieser Rahmen zu streng war, wechselte er nach einem halben Jahr in eine staatliche Grundschule über. Seit dieser Zeit wurde ihm eine Brille verschrieben, die er aber selten trug. Auf dem rechten Auge sah er immer schlechter; er hätte operiert werden sollen, aber er sträubte sich dagegen. Da er nie Schularbeiten machte und Mutter und Großmutter ihn nicht mehr beaufsichtigen konnten, kam er schließlich in ein Jugendheim. Dort verspürte er homosexuelle Neigungen.

Mit dreizehneinhalb Jahren kehrte er wieder nach Hause zurück und ging noch zwei Jahre zur Schule, wobei er seine Pflichten erledigte. Seinen eigenen Angaben zufolge war also aus dem schwererziehbaren Jungen ein »normaler Mensch« geworden. Mit sechzehn Jahren begann er eine kaufmännische Lehre. Während dieser Zeit heiratete die Mutter, und er bekam zum ersten Mal einen Vater. Aus dieser für ihn ungewohnten und belastenden Vater-Mutter-Beziehung befreite er sich, indem er die erste Frau, die er nach Beendigung der Lehrzeit kennenlernte, an seinem 21. Geburtstag heiratete und sich mit ihr ein eigenständiges Leben aufbaute.

Die Ehe blieb kinderlos, und er fühlte sich oft zu Männern hingezogen. Im Betrieb entwickelte er einen starken Ehrgeiz, obwohl er wenig Erfahrung und keinen Weitblick besaß. Er trug nun die Brille, das rechte Auge war aber schwächer als das linke. Wenn er sich konzentrierte, konnte er beidäugig sehen; wenn er sich gehen ließ, schielte er mit dem rechten Auge. Er hatte häufig Augenentzündungen, und es wurde ihm oft schwarz vor Augen.

Die Schielstellung, die manchmal in Doppelbilder überging, wurde ihm nur bewußt, wenn er sich einer Situation nicht gewachsen fühlte. Frauen gegenüber war er hilflos und oft recht überheblich. Er regte sich über unwichtige Dinge auf, rauchte stark, aß unregelmäßig und schlief sehr unruhig; oft trat ihm Angstschweiß auf die Stirn.

Als er einmal im Betrieb mit Schweißausbrüchen und Herzstörungen zusammenbrach, fuhr ihn ein Kollege zu einem Augenarzt. Wegen seiner Übersichtigkeit und des Schielens hatte er bereits mehrere Augenärzte aufgesucht, die ihm entweder eine neue Brille verschrieben oder eine Operation vorgeschlagen hatten, die er aber immer abgelehnt hatte. Er hatte auch viele Internisten wegen des Herzklopfens und der vegetativen Dystonie konsultiert, weil er vor einem Herzinfarkt Angst hatte. So hatte er schon mehrere Beruhigungsmittel ausprobiert und war von einem guten Ratschlag in den nächsten gestolpert.

Der Augenarzt empfahl ihm Autogenes Training und Katathymes Bilderleben zunächst in Einzelsitzungen, dann in der Gruppe. Da er unter einem starken Leidensdruck stand, erlernte er das Autogene Training relativ leicht. Die Übersichtigkeit betrug etwa 4,5 Dioptrien mit einem Einwärtsschielwinkel rechts von 20 bis 25 Grad ohne Korrektion und von etwa 15 Grad mit Korrektion. Der Schielwinkel schwankte stark. Er konnte bis zur Parallelstellung ausgeglichen werden, jedoch nicht anhaltend.

Das Autogene Training verbesserte das Befinden des Patienten erheblich. Im Laufe der Zeit legte er einen großen Teil seiner Schwierigkeiten ab, Schlafstörungen traten nur noch selten auf, die Konzentrationsschwäche ließ nach, die Herzfrequenz normalisierte sich. Lediglich das Übergewicht machte ihm noch zu schaffen.

Da der Patient sich aufgrund der guten Erfahrungen mit dem Autogenen Training seit Monaten wohl fühlte, äußerte er den Wunsch, die Oberstufe des Autogenen Trainings zu erlernen beziehungsweise in das Katathyme Bilderleben eingeführt zu werden. Bei den ersten sechs Bildern geht es hauptsächlich darum, Ruhe und Entspannung zu erleben. Dies gelingt durch die Regression in eine frühere Entwicklungsphase. Das erste geschaute Bild ist das einer Wiese. Während dieses Bildes erinnert der Patient sich an ein Bild aus vergangenen Tagen, als er mit seiner Jugendliebe am Weißensee war und sich vergeblich um sexuelle Kontakte bemühte. Wegen eines Schwächeanfalls wird er von Freunden in ein Zimmer gebracht und dort von zwei Männern gepflegt, was ihm guttut. Plötzlich taucht die Vision eines weiblichen Schamberges auf, der unüberwindlich vor ihm steht. Dieser geht über in ein großes Haus mit vielen Fenstern und Zimmern, in denen er sich verirrt. Ein hübsches, junges Mädchen winkt ihn aus einem der Zimmer zu sich, aber er bleibt wie angewurzelt stehen. Dieses Bild mit dem Haus und den vielen Zimmern taucht auch in den späteren Bildern immer wieder auf.

In einem anderen Tagtraum springt das Bild über in eine Szene aus der Oper ›Tosca‹, wo der Patient an einer halbhohen Mauer vorbeigeht. Vor ihm steht ein napoleonischer Soldat mit spitzem Helm und einer Hellebarde. Angst überkommt ihn, er wird unruhig, weil der Soldat ein furchterregendes, zerfurchtes Gesicht hat. Durch die Intervention des Therapeuten kann diese Angst zurückgedrängt werden, und er kann den Soldaten an sich vorbeigehen lassen. Aber plötzlich sieht er wieder Berge vor sich, die er in seiner Kindheit als angenehm empfand, weil er sich dahinter verstecken konnte. Dort hatte er auch das Erlebnis mit seiner Jugendliebe, die aber bei seinen Annäherungsversuchen furchtbar weinte, genauso wie seine Frau, mit der er ebenfalls in den Bergen den ersten sexuellen Kontakt haben wollte. Anschließend gibt er im Gespräch zu, daß er Frauen gegenüber immer ungeduldig und egoistisch war.

Nach den ersten sechs Bildern, in denen noch einige Symbole der Hetero- und Homosexualität auftreten, vermittelt der Patient den Eindruck einer gewissen Ausgeglichenheit. Die Rückenschmerzen sind verschwunden, und er möchte jetzt auch Kontaktlinsen haben, damit die Brille nicht wie eine Wand zwischen ihm und der Außenwelt stehe. Es werden ihm Kontaktlinsen angepaßt, die er auf Anhieb gut verträgt; mit der Korrektion ist der Schielwinkel praktisch aufgehoben. Er setzt das Autogene Training fort und macht Augenübungen. Wenn er gelegentlich einen Rückfall in seine alte Gewohnheit bekommt, übermäßig zu essen oder zu trinken, so verursacht ihm das ein schlechtes Gewissen. Dem folgt oft eine Zeit der Zufriedenheit und Ausgeglichenheit, in der auch die Kontakte zu seiner Frau positiver sind.

Nach einem Jahr unternimmt der Patient den »Versuch der Gegenüberstellung des Auges und seiner Probleme«. Er faßt zusammen: »Als kleiner Junge bekam ich mit etwa drei Jahren die erste Brille. Wenn ich müde wurde, rutschte mein Auge immer nach innen. Weder meine Mutter noch meine Großmutter bemerkten das. In dem Frauenhaushalt, in dem ich aufwuchs, wurde viel über Krankheiten gesprochen. Seit dieser Zeit haftet mir eine Überempfindlichkeit an, die mir das Leben schwer macht. Während des Aufenthalts auf Föhr wurde ich an den Mandeln operiert. An diese Operation, und besonders an den Arzt, habe ich fürchterliche Erinnerungen. Ich hatte das Gefühl, zu Tode gequält zu werden. Vor der

Vollnarkose hatte ich große Angst, sie war aber unumgänglich, da ich sonst den Mund nicht aufgemacht hätte. Vielleicht resultiert daraus meine Angst vor dem Krankenhaus, vor Operationen und allem, was damit zusammenhängt. Ich habe auch sicher Spannungen über meine Augen abreagiert. Besonders wenn ich müde oder aufgeregt war, ging das rechte Auge in Schielstellung. Erst später wurde mir klar, daß das mein Vaterauge war, das nicht mehr sehen wollte (ich hatte ja auch gar keinen Vater!). Oft hatte ich Druckgefühl und Augenbrennen, und ich kniff die Augen zusammen. Dies war auch ein Grund dafür, daß ich mit anderen Kindern nicht Karussell fahren konnte – schon der Gedanke daran machte mich schwindlig. Die Brille habe ich eigentlich immer akzeptiert, auch die Sticheleien meiner Mitschüler haben mir nichts ausgemacht. Daß ich mich hinter der Brille wie hinter einer Wand verbergen kann, ist mir erst klar geworden, seit ich Kontaktlinsen trage.«

Zwei Jahre lang bestand der Kontakt mit dem Patienten nur telefonisch. Er berichtete, daß es ihm gut ginge und daß auch seine Ehe besser funktionieren würde. Daraufhin vernachlässigte er das Autogene Training, und bald stellten sich wieder verschiedene Symptome ein, wie Angst, Rückenschmerzen, erhöhter Puls, Herzstiche, Schlafstörungen. Darum nahm er wieder den Kontakt zu einem psychotherapeutisch erfahrenen Augenarzt auf und wurde an das Autogene Training Oberstufe und an die bildhaften Vorstellungen im Tagtraum erneut herangeführt. Bei den Übungen von Wärme und Schwere stellten sich sofort Bilder ein. Nach zwei Monaten waren die Beschwerden verschwunden. Der Patient macht jetzt regelmäßig Augenübungen im Rahmen einer Yoga-Gruppe und ist in dieser voll integriert.

Dieses Fallbeispiel dokumentiert deutlich, daß die Vater-Mutter-Kind-Beziehung in der frühen Kindheit prägend für die Augenstellung sein kann und daß auch Sexualprobleme oder Lebensschwierigkeiten sich am Auge manifestieren können.

Fall 4: Einwärtsschielen (Strabismus convergens concomitans)

Eine zweiundzwanzigjährige ledige Krankenschwester wurde wegen Schielens in die Augenpraxis überwiesen, um sich über Kontaktlinsen zu informieren. Schon beim ersten Gespräch kamen die Hauptprobleme zur Sprache: Minderwertigkeitsgefühle und Partnerprobleme wegen des Schielens, Schlafstörungen und eine allgemeine Lebensangst. Schon von frühester Kindheit an war sie dem Spott der anderen Kinder ausgesetzt gewesen. Während der Schulzeit nahm diese Belastung noch zu, und alle Versuche der Mutter, die Äußerungen der Mitmenschen als Neid auf etwas hinzustellen, »das nicht jeder hat – einen kleinen Silberblick nämlich«, halfen nicht, die Patientin vor einer schweren Krise zu bewahren. Mit fünf Jahren wurden ihr die erste Brille und eine Augenklappe verordnet. Der Augenarzt verschrieb ihr Einfädelübungen; aber nach einigen Wochen wurde dieses Training erfolglos abgebrochen.

Die Ehe ihrer Eltern war alles andere als harmonisch. Den ersten Arztbesuchen zur Behandlung des Schielens stand ihr Vater äußerst kritisch gegenüber. Ihre Enttäuschung über sein Verhalten war groß. Kurze Zeit darauf ließen sich die Eltern scheiden. In dem Augenarzt hatte die Patientin eine starke Vaterfigur gesehen, aber eine ähnliche Enttäuschung erlitten, als dieser ihr außer Brille, Augenklappe und Einfädelübungen nichts anzubieten hatte. Seitdem hegte sie eine Aversion gegen Ärzte und fand sich mit dem Eintreten der Pubertät damit ab, daß »man ihr eben nicht helfen könne«. Als die Patientin die ersten partnerschaftlichen Beziehungen einging, litt sie erheblich unter Sehstörungen. Man hatte ihr deutlich zu verstehen gegeben, sie stehe außerhalb der Norm und sei »irgendwie minderwertig«.

Nach der Scheidung der Eltern war die Patientin mit der Mutter aus der Kleinstadt nach Berlin gezogen, und hier begann erst recht ihr Leidensweg: »Vom Dorf, und dann auch noch schielen! Das war etwas für die Großstädter!« Die Mutter versuchte, ihr zu helfen, und ging mit ihr zu einem Augenarzt, der eine Operation vornahm, die zu einem Teilerfolg führte. Für die Patientin schien damit ein böser Traum zu Ende zu sein; dennoch litt sie ständig unter der Angst, sie könnte einen Rückfall erleiden und aus diesem Grund von den Männern zurückgewiesen werden. Sie heiratete zwar den ersten Mann, der ihr einen Antrag machte, lebte aber dauernd in Angst, er würde sie sofort verlassen, wenn das Schielen wieder manifest oder stärker würde. In jeder kleinsten Änderung seines Verhaltens vermutete sie bereits den ersten Schritt zur Trennung. So stürzte sie sich in ihren Beruf und glaubte, damit ihr Leben ausfüllen zu können. Als sich zu den Ängsten auch Schlafstörungen gesellten, überwies der Hausarzt sie an den Augenarzt, der psychotherapeutisch eingriff.

Bereitwillig ging die Patientin auf seinen Vorschlag ein, an einem Kurs für Autogenes Training teilzunehmen. In der Gruppengesprächsrunde konnte sie endlich offen über ihre Ängste im zwischenmenschlichen Bereich sprechen, vor allem über die Angst, vom Partner wegen ihrer »Minderwertigkeit« aufgrund der Sehstörung verlassen zu werden. Seit der Operation war sie traumatisiert, empfand die Brille als Belastung und als Verschandelung. Die Gruppe verstand dieses Verhalten nicht und riet der Patientin, ihre Beschwerden nicht überzubewerten. Aber erst in der Sitzung nach der Sonnengeflechtsübung ergab sich ein Ansatzpunkt für eine Änderung: Eine andere Patientin erzählte, daß sie bei dieser Übung nichts spüren könne, da sie keine Gebärmutter mehr habe. Sie habe sich aber damit abgefunden und fühle sich durchaus nicht »als halber Mensch« oder gar als »ausgenommenes Huhn«.

Am Schluß des Kurses bat die Patientin den Augenarzt um ein Gespräch und eröffnete ihm, daß diese junge Frau sie sehr beeindruckt hatte, da man offensichtlich auch mit einem derartigen »Defekt« fähig sei, das Leben positiv zu bewerten. Seitdem sah die Patientin das Autogene Training und ihre eigenen Probleme mit anderen Augen und begann zu lernen, daß man auch mit Doppelbildern und mit dem bei Anstrengung immer wieder auftretenden Schielen leben könne.

Nach dem Flash während des Autogenen Trainings war es der Patientin gelungen, ihre Einstellung zu ändern, so daß sie ein Jahr nach dem erwähnten entscheidenden Gespräch berichtete, sie führe nun eine glücklichere Ehe, sie könne ihren Mann viel besser verstehen und beginne, ihn sogar zu lieben.

Die Patientin macht laufend Autogenes Training und besucht in regelmäßigen Abständen ihre alte Gruppe.

Fall 5: Glaukom mit wechselnden Druckwerten
(Glaucoma chronicum simplex)

Bei einer fünfzigjährigen Mutter von drei Kindern war das Glaukom seit langer Zeit bekannt. Die Behandlung der Patientin wurde 1965 übernommen. Zu diesem Zeitpunkt bestand ein volles Sehvermögen und keine Einschränkung des Gesichtsfeldes. Der Augeninnendruck konnte mit Tropfen konstant gehalten werden. Über mehrere Jahre verlief die Behandlung in der Praxis ohne besondere Schwierigkeiten.

Es hatte alles damit angefangen, daß die Patientin beim Lesen Schwierigkeiten hatte und Sehstörungen bemerkte. Auf Anraten ihres ältesten Sohnes aus erster Ehe ging sie zum Augenarzt, der ein Glaukom, das heißt Augenüberdruck, feststellte. Die Patientin nahm aber die Diagnose nicht ernst, unterließ es, die verordneten Augentropfen einzunehmen und beachtete nicht die Sekundärbeschwerden wie Schleiersehen und Kopfschmerzen.

Daß der Augenüberdruck der grüne Star sei, erfuhr die Patientin erst durch eine Schulfreundin, eine Ärztin, die sie über die Zusammenhänge aufklärte. Nach dieser Aufklärung hatte die Patientin Alpträume und Angstzustände; besonders stark war die Angst, daß sie beim Autofahren plötzlich nichts mehr sehen könne. Nun begann sie, die Therapie ernstzunehmen.

Aus der Anamnese war bis zu diesem Zeitpunkt bekannt, daß die Patientin in einer sehr geborgenen Atmosphäre in einer angesehenen Beamtenfamilie aufgewachsen war. Um aus diesem »elitären Gefängnis« auszubrechen, heiratete die Patientin sehr früh. Ihr Mann fiel aber im Krieg, bevor er seinen Sohn kennenlernen konnte. Auch der Vater der Patientin starb. Nach dem Krieg mußte sie für ihren Sohn und für ihre Mutter aufkommen. Sie half in einer Augenarztpraxis aus und heiratete ein paar Jahre später zum zweiten Mal. Die Familie des Mannes, besonders seine Schwester, war gegen diese Heirat. Aus der Ehe entstammten zwei Söhne, die zum Zeitpunkt der Erkrankung fünf und neun Jahre alt waren.

Anlaß für den ersten Besuch beim Augenarzt waren die Vorhaltungen des Sohnes aus erster Ehe, der zu diesem Zeitpunkt mit seiner Verlobten bei der Mutter zu Besuch war. Die Verlobte war eine attraktive Schauspielerin, und die Patientin war mit der Verbindung ihres Sohnes nicht einverstanden. Sie übernahm fast die Rolle ihrer eigenen Schwägerin, die ihre Ehe nicht gutgeheißen hatte. Zu diesem Zeitpunkt fand eine Familienzusammenkunft statt, bei der diese Problematik offen angesprochen wurde. Nach einigen Jahren konservativer Behandlung mit Augentropfen wurde der Patientin ein Grundkurs Autogenes Training vorgeschlagen, den sie trotz anfänglicher innerer Ablehnung absolvierte.

Bei den Gruppengesprächen im Anschluß an die Übungen entstand immer wieder der Eindruck, daß die Biographie ihres ältesten Sohns ihr große Schwierigkeiten machte und daß auch die Verbindung zu ihrem Mann von Dingen überschattet wurde, die sie nicht offen ansprach. Die Abhängigkeit des Sohnes von der jungen Schauspielerin, um derentwillen er aus dem Elternhaus auszog, sowie das unbefriedigende Sexualleben mit ihrem Mann kamen in den Gesprächen immer wieder zum Ausdruck und ließen einen deutlichen Zusammenhang mit dem Auftreten des grünen Stars erkennen. Die Glaukombeschwerden waren seit dem Auszug des Sohns aus dem Elternhaus aufgetreten; etwa zur gleichen Zeit meinte die Patientin festzustellen, daß ihr Mann Angst vor der Sexualität hatte und befürchtete, impotent zu sein. Die Patientin hatte sehr jung geheiratet und war gleich schwanger geworden. Weder in der ersten noch in der zweiten Ehe wurde über Sexualität gesprochen. Erst durch die Beziehung ihres Sohns mit der Schauspielerin wurde ihr klar, daß ihr bisher etwas im Leben entgangen sei. Dies löste bei ihr verstärkt sexuelle Wünsche aus, die ihr Mann aber nicht mehr erfüllen konnte.

Die psychotherapeutischen Gespräche während des Autogenen Trainings brachten die sexuellen Konflikte der Patientin an den Tag. Es fanden auch Gespräche mit dem Ehemann statt, und der Augeninnendruck stabilisierte sich. Eine Krise trat auf, als die Patientin Jahre später wegen einer Unterleibserkrankung in eine Klinik kam. Vorgesehen war eine Totaloperation, aber wegen des Glaukoms und des zu erwartenden Druckanstiegs wurde die Operation aufgeschoben bis zur Klärung des Augeninnendrucks. Der Chefarzt der Augenklinik riet ihr dringend zu einer Augenoperation vor der vorgesehenen Unterleibsoperation. Die Angst, daß alles wieder aufbrechen könnte und daß ihre Sexualität in Frage gestellt würde, bewirkte einen Anstieg des Augeninnendrucks. Die Patientin weigerte sich, die Augenoperation vornehmen zu lassen, sondern äußerte den Wunsch nach einer Fortsetzung der psychotherapeutischen Gespräche.

Sie machte noch einmal einen Kurs für Autogenes Training, bei dem die Mutter-Sohn-Problematik sowie die Frage der Sexualität beziehungsweise Impotenz in der Mann-Frau-Beziehung weitgehend aufgearbeitet wurden. Nach einiger Zeit konnte eine psychische Normalisierung der Patientin festgestellt werden. Druckanstiege traten seitdem nicht mehr auf. Das Sehvermögen war normal, das Gesichtsfeld hatte keine Ausfälle, nur an der Papille war eine leichte Exkavation als Folge der vorübergehend auftretenden Druckanstiege zu erkennen. Die Patientin war stolz darauf, mit eigener Kraft den Augeninnendruck in den Griff bekommen und eine Augenoperation vermieden zu haben.

Seit über fünf Jahren ist nun die Patientin beschwerdefrei, und das Sehvermögen hat sich nicht verschlechtert. Sie hat die Totaloperation verarbeitet und macht weiterhin Autogenes Training, an dem auch der Ehemann teilnimmt. Zu ihrem ältesten Sohn hat die Patientin schon seit einigen Jahren keinen Kontakt mehr.

Dieser Fall ist ein Beispiel für die Umwandlung eines ödipalen Konflikts in ein Augensymptom. Die Beschwerden traten im Zusammenhang mit der Verlobung des Sohnes auf und verschwanden nach der Totaloperation und der Distanzierung von dem Sohn. Sexuelle Probleme lösen oft Erblindungsangst aus; die häufig mit Kastrationssymbolen durchsetzten Träume und Phantasien von Glaukom-Patienten zeigen, daß die Angst zu erblinden ein Ersatz für die Kastration ist. Autogenes Training und eine begleitende Gesprächstherapie machten diese Zusammenhänge für die Patientin durchschaubar.

Fall 6: Aderhaut-Netzhaut-Entzündung (Chorioretinitis centralis serosa)

Ein etwa dreißigjähriger Mann litt seit vier Jahren an einer phasenweise auftretenden Sehstörung und wurde teilweise auch stationär behandelt. In einer Universitätsaugenklinik wurde Chorioretinitis mit Vernarbung diagnostiziert und dem Patienten zum wiederholten Male eine Kortisonbehandlung angeraten. Er weigerte sich jedoch, noch einmal Medikamente einzunehmen, und suchte einen psychosomatisch orientierten Augenarzt auf, um sich nach anderen Möglichkeiten über die übliche konservative Therapie hinaus zu erkundigen. Er war nun bereit, die Ursachen der Krankheit herauszufinden und zu beseitigen.

Kurz vor dem ersten Auftreten der Sehstörung war eine Beziehung auseinandergegangen; seine Freundin hatte ein Verhältnis zu einem attraktiveren und besser situierten Mann. Etwa zur gleichen Zeit wurde außerdem seine Mutter am Unterleib operiert, so daß er auch mit ihr nicht über die Belastung der Sehstörung sprechen konnte. Der Patient hatte Erblindungsängste, die mit Selbstmordgedanken einhergingen.

Der Patient gab an, als unerwünschtes Kind, zudem noch als Junge, auf die Welt gekommen zu sein, während die Mutter lieber ein Mädchen gehabt hätte. Mit Hilfe der in der Psychoanalyse häufig angewandten Regressionsmethode ließ der Therapeut ihn daraufhin seine Kindheit bis zu seinem vierten Lebensjahr durchlaufen. Dabei stellte sich heraus, daß der Junge einige Jahre mit der Mutter im Ehebett geschlafen hatte, da der Vater schwer erkrankt und praktisch »ausgefallen« war. Er hatte große Angst davor, daß der Vater wiederkäme und ihm den Platz neben der Mutter wegnähme. In dieser phallischen Phase wurde der Junge sozusagen der Ersatzmann für die Mutter, was ihn unbewußt überhöhte.

Aufschlußreich war auch die Schilderung seines ersten

Traums: »Kurz vor Ladenschluß bin ich in einem Geschäft und will eine bestimmte Landkarte kaufen. Für dieses Gebiet gibt es aber noch keine Karte, und statt dessen kaufe ich mir irgendeine andere Karte.« Später erläuterte er, daß mit der Karte, die er zu kaufen beabsichtigte, der Weg gemeint war, den er gehen wollte, aber nicht konnte. Die Tagtraumtherapie übernahm für ihn die Funktion einer Karte, die er jetzt für sich zeichnen beziehungsweise beleben wollte, da er viele freie Flecken in seinem Leben entdeckt hatte.

Bei diesen Tagträumen kam auch die Vaterbeziehung zur Sprache, indem der Patient den Therapeuten als Vater idealisierte, so wie er ihn sich immer gewünscht hatte. Gegenüber dem Vater empfand er starke Wut, die aber durch die Beziehung zu der Mutter zurückgedrängt wurde. Im Tagtraum näherte er sich wie Ikarus der schmelzenden Sonne und empfand dabei Angst, sich auf die verbrennenden Strahlen der Mutterliebe einzulassen. Dem Therapeuten offenbarte er: »Ich finde es zur Zeit einfacher, mit Ihnen zu arbeiten, weil Sie nur strahlen und nicht zurückstrahlen. Von meinem Vater bin ich enttäuscht, weil er mich nicht vor den Strahlen der Mutter geschützt hat.« Die symbiotische Mutterbeziehung war aber ein ernstliches Hindernis für sein übriges Leben, für die Beziehungen zu Frauen überhaupt: Sie sollten ihm immer alles geben, entsprachen aber dem Bild einer Mutter, die den Sohn doch nicht als gleichwertigen Partner akzeptiert.

Einmal kam der Zusammenhang zwischen Rivalität und Sehstörung in einem Kampf mit dem Bruder zum Ausdruck. Der Kampf wurde mit einem Speer geführt, der ihn oberhalb des Auges traf. Während daraufhin der Bruder Schläge bekam, wandte sich die Mutter ihm besonders liebevoll zu. Nach diesem Ereignis setzten die Sehstörungen ein. Der Patient war ein »verletztes Kind«, das Angst vor dem Erblinden, vor dem Speer über dem Auge hatte. In der Übertragung auf den Therapeuten bedeutet es in etwa: »Wenn du, Therapeut, als Mann, als Speerträger, in mich eindringst, verliere ich die Übersicht, nämlich das Sehvermögen. Deshalb gehe ich in die schützende Regression zur Mutterbeziehung.«

Durch die Intensivierung der Therapie ließ die Entzündung nach. Dann wurde sie wegen Ferien eine Woche unterbrochen, und die Entzündung trat wieder auf. Es stellte sich heraus, daß in dieser Zeit eine Frau in seiner Nähe war, die ihn verunsicherte. Es wurde also deutlich, daß er eine stabile Persönlichkeit, den Therapeuten, brauchte (früher wäre es der Vater gewesen), um die Entzündung und damit die Sehstörung auszuschalten. Die Therapie wurde fortgesetzt, und die Entzündung heilte am Augenhintergrund ohne Vernarbung ab.

Im Laufe der Therapie konnte der Patient sich auch auf Erinnerungen an Nicht-Hinschauen einlassen. So hatte er beispielsweise Träume, die an frühere sexuelle Neugier erinnerten, in denen es sich um dieses Nicht-hinsehen-Trauen handelte, als habe er den Vater im Schlafzimmer befürchtet und Angst gehabt, ihn bei intimen Beziehungen zu seiner Mutter zu überraschen. Ihm fiel auch ein, daß der Vater ihn einmal aufgefordert hatte, sich eine entzündliche Stelle am Penis anzusehen – auch ein »verbotenes Sehen«, das bei einigen Neurotikern Erblindungsängste auslöst.

Dem Vater warf er vor, sich in der Kindheit, als er krank war, nicht genügend um ihn gekümmert und immer gleich die Verantwortung an die Ärzte delegiert zu haben. Die Aufarbeitung der Angst im Tagtraum führte zur sexuellen Identitätsfindung des Patienten, dem es nun gelang, seine Aggressionen auf den Therapeuten zu übertragen und überhaupt aggressives Verhalten zuzulassen.

So kehrte er zum Anlaß für die Augenentzündung zurück und empörte sich darüber, daß er sich von seiner Freundin hatte demütigen lassen. Er erinnerte sich, daß sie ihm vorgeworfen hatte, nicht so interessant zu sein wie der neue Partner. Die Kränkung wurde noch deutlicher, als er im Gespräch seine Einfälle zu Verlust und Verletzungsängsten auf dem Gebiet der Sexualität äußerte. Er erinnerte sich, einmal einen Freund und dessen Schwester nackt in einer Badewanne gesehen zu haben. Zum ersten Mal nahm er das weibliche Geschlecht bewußt wahr, und zwar dahingehend, daß »da nichts war. Da fehlte etwas, es war unheimlich, etwas Magisches war daran geknüpft. Der Freund war dick, hatte eine Fettschürze, so daß der Gegensatz nicht so kraß war.«

Die Aufarbeitung der ödipalen Thematik war das Kernstück der psychotherapeutischen Behandlung. Zur Wahrnehmung der weiblichen Geschlechtsorgane brauchte der Patient die Nähe eines zweiten Mannes, um die Kastrationsangst zu überwinden. Als der Patient zur Nachuntersuchung in eine Augenklinik ging, stellten die Ärzte fest, daß die Entzündung verschwunden war und keine Narben am Augenhintergrund hinterlassen hatte.

Schon Freud hatte betont, daß das Auge ein mit Libido besetztes Organ sei, das sich zum Austragen eines inneren Konfliktes besonders eigne. Die somatische Behinderung bei Aderhaut-Netzhaut-Entzündung ist erwiesen (P. Bernhard/W. Huhn): sie äußert sich in einem Schleiersehen oder Gesichtsfeldausfall mit bleibender Sehverschlechterung bis zur Erblindung als Folgeerscheinung. Auf der symbolischen Ebene handelt es sich um ein »Verschleiern«, »Scheuklappensehen«, »Blind-sein-Wollen«, »Nicht-wahrnehmen-Wollen« des Geschehens der äußeren Realität.

Die in diesem Fallbeispiel geschilderte entzündliche Augenerkrankung ist eine durch einen Konflikt verursachte Symptomreaktion. Durch analytisches Vorgehen konnte die Aggression aufgearbeitet werden, die der Patient zurückhalten mußte – zunächst aus Angst vor dem bedrohlich empfundenen Vater, dann aber auch aus Angst vor der Schwäche des schwer erkrankten Vaters, den er nicht mehr anzusprechen und anzurühren sich traute. Seelisch bedingte Sehstörungen sind oft der symbolische Ausdruck von Kastrationsängsten oder die Folge verbotener sexueller Schaulust. In Spannungssituationen kann das Auge sogar seine Funktion verweigern: »Das Unbewußte experimentiert seltsam mit dem Auge. Es schaltet Eindrücke auf die Netzhaut mit dem Bewußtsein aus, wenn sie unerträglich sind.« (Groddeck)

Fall 7: Psychosomatische Aspekte des unscharfen Sehens: Kurzsichtigkeit, Weitsichtigkeit, Alterssichtigkeit

Brechungsfehler können die Persönlichkeitsentwicklung beeinflussen und sogar Teil einer Persönlichkeitsstruktur werden. Der intellektuell zurückgezogene Kurzsichtige, der extrovertierte Weitsichtige und der ängstlich auf seine Jugendlichkeit bezogene Alterssichtige sind bekannte Persönlichkeitstypen.

Das kurzsichtige Kind versagt oft bei Spiel und Sport, geht nicht gerne ins Theater oder ins Kino, um so lieber jedoch in die Schule, ist leistungsmäßig den anderen Kindern überlegen, macht sich bei den Lehrern beliebt und verliert gleichzeitig Freunde. Das weitsichtige Kind ist das genaue Gegenteil. Es gilt als faul und unaufmerksam, ist bei den Lehrern unbeliebt, betreibt allerlei Tätigkeiten im Freien mit Leidenschaft, interessiert sich – im Gegensatz zum Kurzsichtigen – nicht für die Details, sondern mehr für die großen Zusammenhänge.

Diese verallgemeinernden Persönlichkeitsmerkmale sind durchaus erklärbar und dürfen nicht unbedingt als Ursache der Brechungsanomalie aufgefaßt werden. Kurzsichtige und weitsichtige Kinder unterscheiden sich – bevor ihr Brechungsfehler erkannt und korrigiert wird – durch ihre Fähigkeit, in der Ferne oder in der Nähe scharf zu sehen. Das kurzsichtige Kind findet sich in der Welt draußen nicht zurecht, weil es die Gegenstände nicht richtig erkennen kann. Am Schreibtisch und bei Naharbeiten fühlt es sich wohl. Bei einem weitsichtigen Kind verhält es sich umgekehrt, die Schule macht ihm zu schaffen, es erkennt das Detail nicht. Es strebt nach draußen, wo ihm alles klar und verständlich erscheint. Auffallend ist dieser Zusammenhang vor allem im Bereich der Kunst. Der kurzsichtige Maler, der die Formen der Umwelt nicht klar erkennen kann, sieht, denkt und malt mehr in Kategorien der Farbe als der Form. Auch beim Katathymen Bilderleben in der Gruppe spielt die Fehlsichtigkeit der Patienten bei der Motivwahl und beim Verhalten im Tagtraum eine große Rolle. Einige Brillenträger haben die eigenartige Angewohnheit, während einer Unterhaltung die Brille dauernd auf- und abzusetzen. Dieses Verhalten kann als Signal der Bereitschaft oder Nichtbereitschaft zu einer Auseinandersetzung verstanden werden. Das Abnehmen der Brille entspricht vielleicht dem Wunsch, nicht allzuviel »mitzubekommen«. Kurzsichtige sind in der Lage, ihre Gefühle besser zu kontrollieren als Weitsichtige. Bei testpsychologischen Untersuchungen reagieren sie ausgesprochen passiv auf unangenehme Reize. Sie vermeiden die Konfrontation mit dem störenden Reiz oder setzen sich der Streßsituation länger tatenlos aus, als dies bei Normal- und Übersichtigen der Fall ist.

Da das unscharfe Sehen in der Ferne für einen konfliktscheuen Menschen durchaus von Vorteil sein kann, stellt die Kurzsichtigkeit in diesem Sinne einen »sekundären Krankheitsgewinn« dar. Die langfristige Unterdrückung von Bedürfnissen und Gefühlen führt letztlich dazu, daß sie zwar auf psychischer Ebene nicht mehr bewußt wahrgenommen werden können, aber sich psycho-physiologisch als Dauererregung bestimmter Teile des vegetativen Nervensystems niederschlagen. Bisherige Versuche haben gezeigt, daß kurzsichtige Menschen häufig Parasympathiker sind, also weniger emotional erregbar, duldsamer und ordentlicher als Menschen mit vorwiegend sympathischer Aktivität.

In den folgenden Fallbeispielen werden die organischen Ursachen einer Ermüdung des Auges sowie ihre psychischen Aspekte beschrieben, so beispielsweise die Bedeutung äußerer Einflüsse (zum Beispiel Organisation der Arbeitswelt) und innerer Bedingungen (zum Beispiel jeweilige Charakterstruktur), die eine psychoanalytische Optik und eine psychosomatische Betrachtungsweise geradezu herausfordern.

1. Progressive Kurzsichtigkeit

Eine sechsunddreißigjährige, gutaussehende Sozialarbeiterin kam 1981 zum ersten Mal in die Praxis. Bereits mit zehn Jahren hatte sie ihre erste Brille bekommen. Ihre Kurzsichtigkeit hatte sich von -1 Dioptrie auf -6,5 Dioptrien erhöht. Seit sechs Jahren trug sie aus kosmetischen Gründen Kontaktlinsen. Dennoch empfand sie ihre Kurzsichtigkeit als schwere seelische Belastung und machte diesen Defekt auch für das Scheitern ihrer Partnerschaften verantwortlich. Sie war verheiratet, ließ sich aber scheiden, weil die Ehe ihrer beruflichen Selbstverwirklichung im Wege stand. Aus dem gleichen Grund trennte sie sich auch von ihrem Kind.

Schon in der Pubertät hatte sie einen starken Widerwillen gegen das Brilletragen entwickelt. Ihre Auflehnung gegen die aufgezwungene Brille richtete sich gleichzeitig gegen ihre Familie und gegen die Lehrer. Sie zog sich immer mehr auf sich selbst zurück, fühlte sich mit der Brille minderwertig, mochte sich selbst nicht. Sie versuchte, vor ihren Problemen zu fliehen, indem sie in den Tag hineinträumte, wurde jedoch dadurch mit dem Alltag erst recht nicht fertig und neigte mehr und mehr zu Verspannungen. Sie stand unter einem ständigen Druck, beobachtete mit wachsenden Haßgefühlen ihre zunehmende Kurzsichtigkeit und versuchte, etwas dagegen zu unternehmen. Ohne Erfolg machte sie Sehübungen nach den

Anleitungen verschiedener Bücher und suchte Hilfe bei der Akupunktur. Aus diesem Grund fuhr sie sogar nach Ceylon, doch auch diese Reise brachte nicht das erhoffte Ergebnis.

Auffallend an dieser Patientin waren die extrem destruktiven Gefühle: Haß gegen die Brille, gegen die Kurzsichtigkeit, gegen die Familie, die Lehrer, gegen die eigene Person. Die Tatsache, daß sie sich von der Außenwelt abschirmte und auf sich selbst zurückzog, war möglicherweise die Folge der Kurzsichtigkeit. Allerdings ist auch der umgekehrte Fall möglich, und zwar, daß der Rückzug auf sich selbst die Kurzsichtigkeit verstärkt. Die verspannte Grundhaltung der Patientin und ihre krampfhaften Versuche, die Kurzsichtigkeit zu bekämpfen, ergaben einen Circulus vitiosus zwischen der Fixierung auf sich selbst und der Zunahme der Kurzsichtigkeit. Die bisherige Therapie mit Brille und Kontaktlinsen konnte an diesem Zustand nichts ändern. Damit sich die Patientin bewußt zu entspannen und sich selbst mit ihrem Sehfehler zu akzeptieren lernte, wurde ihr ein Grundkurs Autogenes Training vorgeschlagen.

Dort wurde sie zur konzentrativen Selbstentspannung angeleitet. In der weiterführenden Therapie mit dem Katathymen Bilderleben wurde sie durch die Probleme anderer Teilnehmer und durch Selbsterfahrung mit ihren »Schwachstellen« vertraut. Sie erkannte, wie sie selbst sagte, »emotional nicht richtig gepolt« zu sein. Die durch die Imagination erreichbare gezielte Bewußtseinslenkung in ihr Auge und ihr Sehzentrum löste langsam ihre Selbstaggression auf und ermöglichte auch eine Organentspannung.

Nun macht die Patientin noch einmal unter fachkundiger Anleitung individuell für sie ausgewählte Sehübungen, die sie in Verbindung mit dem Autogenen Training regelmäßig durchführt. Ihre progressive Kurzsichtigkeit ist zum Stillstand gekommen. Die Patientin hat das Gefühl, vielleicht sogar eine kleine Verbesserung erreichen und mit schwächeren

Gläsern beziehungsweise Kontaktlinsen auskommen zu können. Sie arbeitet daran, ihre Lebenseinstellung zu verändern, nachdem sie erkannt hat, daß ihre bisherigen Sehschwierigkeiten sehr eng mit ihrer negativen »Weltanschauung« zusammenhingen.

2. Einseitige mittelgradige Kurzsichtigkeit

Eine 52jährige, gutaussehende Frau kam vor sechs Jahren in die Praxis mit der Bitte um Anpassung von Kontaktlinsen. Seit etwa zehn Jahren hatte sie versucht, Kontaktlinsen zu tragen, konnte sie jedoch nie über einen längeren Zeitraum vertragen. Seit ihrer Kindheit hatte sie Schwierigkeiten mit beidäugigem Sehen, das linke Auge schielte zeitweilig. Nach der Pubertät mußte sie eine Brille tragen, die sie aber immer als lästig empfand. Der Befund bei der ersten Konsultation ergab eine Sehschärfe von -1,5 mit geringgradigen Zylindergläsern rechts, links bei -4,0 Dioptrien und Zylinderglas eine Sehschärfe von 0,8 bis 0,9. Das linke Auge konnte bei Konzentration optisch binokular mitsehen und stand mit Korrektur parallel.

Um die Kontaktlinsen besser vertragen zu können, machte die Patientin einen Kurs in Autogenem Training. Bei den anschließenden Gruppengesprächen berichtete sie, daß ihr Vater eine überragende Persönlichkeit war und die Familie stark geprägt hatte. Sie schilderte ihre Mutter als sehr lieb, aber schwach und als nicht besonders tüchtig im Haushalt. Ihr älterer Bruder hatte sich in allem nach dem Vater gerichtet und ebenfalls eine schwache Frau geheiratet.

Die Patientin war eine sehr ehrgeizige Schülerin; der Vater gab ihr oft Nachhilfe. Während des Studiums lernte sie ihren späteren Mann kennen. Beim ersten sexuellen Kontakt sagte er ihr, daß sie schiele. Sie erschrak über seine Äußerung und zog sich hinter ihre Brille zurück, die gleichsam als Wand zwischen ihr und den Männern fungierte. Dann zog sie von zu Hause aus und heiratete – nicht zuletzt, um dem starken Vater zu entkommen. Nach einiger Zeit verlangte ihr Mann, daß sie das Studium aufgab, um nur noch Hausfrau und Mutter zu sein. Sie brachte drei Kinder zur Welt, zwei Mädchen und einen Sohn. Nach dem frühzeitigen Tod ihres Mannes nahm sie ihr Studium wieder auf und versuchte, noch einmal Kontaktlinsen zu tragen. Auffallend war, daß die Patientin bei diesen Schilderungen nicht über die emotionalen Beziehungen zu ihren Bezugspersonen sprach, sondern immer wieder auf ihren Augenbefund hinwies. Bei jeder Unpäßlichkeit war ihr das eingeschränkte Sehvermögen des linken Auges aufgefallen. Als Kind hatte sie diesen Fehler jahrelang vor der Umwelt verheimlichen können, indem sie vor dem Spiegel stehend das Geradeaus-Sehen geübt hatte. Beim Katathymen Bilderleben wurde später deutlich, daß sie Schwierigkeiten hatte, ihrem Gegenüber ins Auge zu sehen.

Mit Hilfe dieser psychotherapeutischen Übung gelang es ihr, die Kontaktlinsen gut zu vertragen, die Wertigkeit ihrer Augen voll zu erkennen und die Zusammenhänge ihrer Fehlsichtigkeit mit den Männern ihrer Familie zu sehen. Sie sah ein, daß das Abbrechen des Studiums erheblich ihre Selbstverwirklichung behindert hatte. Ihr Sohn studierte dieselben Fächer wie sie, ihr gelang es allerdings, das Studium eher abzuschließen.

3. Psychogene Blindheit

Zu den schwierigsten Fällen in der Augenheilkunde zählt die sogenannte Seelenblindheit. Nach den Prinzipien der Optik müßte der Betroffene sehen können, aber das psychische Erleben hindert ihn daran. Zwei Fallbeispiele sollen diese Störung der Bildweiterleitung illustrieren.

Der erste Fall wurde von Professor Walter Löhlein erstmalig 1942 in der Berliner Universitätsaugenklinik vorgestellt und bis nach Kriegsende weiter verfolgt.

Ein junger Soldat, der an der Ostfront mit dem Eisernen Kreuz ausgezeichnet worden war, bekam überraschenderweise Heimaturlaub. Er fuhr sofort nach Berlin, suchte seine Heimatstraße auf, aber das Elternhaus war zerbombt. Fünf Tage zuvor hatte in Berlin ein großer Bombenangriff auf diesen Stadtteil stattgefunden und dabei auch das Haus seiner Eltern getroffen. Die Mutter war unter den Trümmern gefunden und nach Beendigung des Fliegeralarms in die Klinik überführt worden. Auf der Suche nach der Mutter in den Kliniken Berlins bemerkte der junge Mann Sehstörungen. Als er endlich das Krankenhaus fand, in das seine Mutter eingeliefert worden war, wurde ihm eröffnet, daß sie letzte Nacht an den Folgen des Bombenangriffs gestorben war. Während dieser Mitteilung griff er sich plötzlich an den Kopf und konnte nicht mehr sehen. Er wurde sofort in die Augenklinik eingeliefert, wo er vier Monate stationär erfolglos behandelt wurde. Eine psychotherapeutische Behandlung beziehungsweise eine Intensivierung des Gesprächs mit dem Patienten fand nicht statt. Nach dem Krieg traf Professor Löhlein den Patienten wieder, der aufgrund seiner Blindheit Masseur geworden und vorzeitig in den Ruhestand getreten war.

Der zweite Fall stammt aus dem Jahr 1989. Ein 48jähriger Lokomotivführer, der seit vier Jahren wegen seiner psychogenen, über 90prozentigen Blindheit als Frührentner sein Leben fristete, wurde an die psychotherapeutische Abteilung der Klinik überwiesen, damit in Erfahrung gebracht werden konnte, welche Tätigkeit er noch ausüben könne.

Bei der biographischen Anamnese stellte sich heraus, daß vier Jahre zuvor die Frau dieses Mannes sich einer Brustamputation unterziehen mußte und anschließend mit Chemotherapie behandelt wurde. Da der Lokomotivführer aber immer an zwei Tagen hintereinander von zu Hause wegbleiben mußte, konnte er nicht regelmäßig seine Frau betreuen. Im Laufe der ersten drei Wochen der Pflege stellten sich bei ihm

Sehstörungen ein, und er ließ sich deswegen vom Augenarzt krankschreiben. Während dieser Zeit pflegte er aufopfernd seine Frau, die aber innerhalb der nächsten zwei Monate starb. Die Sehschwäche des Lokomotivführers nahm zu, und bei der Beerdigung konnte er auf dem Friedhof plötzlich nicht mehr das Grab sehen.

Nun begann seine Odyssee durch drei Augenkliniken. Nach vier Monaten wurde er mit über 90 Prozent Erwerbsminderung vorzeitig in den Ruhestand versetzt. Da entschloß er sich zu einer psychotherapeutischen Behandlung mit Autogenem Training sowie imaginativen und integrativen Sehtrainingsübungen. Nach drei Monaten erlangte er dadurch zu 60 Prozent das Sehvermögen wieder.

Besonders erfolgreich ist in solchen Fällen die Gruppenpsychotherapie, die bis an die Wurzeln der Erkrankung vordringt und die seelischen Zusammenhänge der Seelenblindheit aufdeckt.

4. Sehen – eine Ansichtssache

Davon zeugt folgender Fall:

Bei einem Verkehrsunfall ließen sich Polizeibeamte von sieben Augenzeugen den Fahrer und seine Beifahrerin schildern. Am Schluß lagen sieben Aussagen vor, die sich nur in einigen Grundzügen deckten und starke Abweichungen aufwiesen, so daß das Geschehen nicht zuverlässig rekonstruiert werden konnte.

Ein älterer Mann, auf Recht und Ordnung im Leben bedacht, beschrieb die beiden als Gaunerpaar. Mit seiner überzeichneten Darstellung konnte er seinem Abscheu vor allen Verstößen gegen die Verkehrsordnung die Zügel schießen lassen. Er zweifelte aber absolut nicht an der Richtigkeit seiner Aussage.

Zeuge war auch ein jüngerer Mann, der vor einiger Zeit schuldhaft in einen Verkehrsunfall verwickelt worden war, seinerzeit aber dem Impuls, Fahrerflucht zu begehen, nicht folgen konnte, weil ein Fußgänger sich vor sein Fahrzeug gestellt und verhindert hatte, daß er das Gaspedal drückte. Die Beschämung über seinen Impuls zur Fahrerflucht hatte dieser Mann ebenso verdrängt wie die Erinnerung an den Moment der Verlockung. Bei der Vernehmung deckte sich seine Schilderung des Fahrers, der den Unfall ausgelöst hatte, großenteils mit seiner eigenen Erscheinung. Auch die Beifahrerin erhielt in der Aussage Ähnlichkeit mit seiner Freundin.

Später stellte sich heraus, daß ein neunjähriges Kind den Vorgang am genauesten beobachtet hatte, da es noch kein festgefügtes soziales Weltbild hatte und deshalb weder Schuld zuweisen noch eine Entschuldigung für eigene Handlungen auf die beobachteten Personen projizieren mußte. Nur das Kind hatte eine dritte Person auf dem Rücksitz des Wagens gesehen: eine finstere männliche Gestalt, entsprungen aus irgendeinem Fernsehkrimi oder aus seiner noch reichen Phantasiewelt.

Eine etwa zwanzigjährige Frau, die sich zur Zeit des Unfalls am Ort des Geschehens befand, wollte ohne Aufsehen verschwinden, wurde aber von den anderen Zeugen regelrecht festgehalten. Den Polizeibeamten erklärte sie, sie habe nichts gesehen, lediglich einen Zusammenstoß gehört. Sie könne keine Aussage machen, sie wolle auch mit so etwas Schrecklichem wie einem Verkehrsunfall nichts zu tun haben. Im übrigen sei sie sehr kurzsichtig und kümmere sich deshalb niemals um Vorgänge außerhalb ihres engsten Gesichtsfeldes. Als sie gefragt wurde, ob sie denn keine Brille trage, räumte sie ein, sie lasse sie stets in ihrer Wohnung, um sie nicht zu verlieren. Ihr Sehvermögen reiche aus, um jeweils unbehelligt zu ihrem Ziel zu gelangen.

Indem sie ihren Augen nicht gestattete, ihren Dienst zu leisten, umgrenzte sie schützend ihr Leben.

Eine andere junge Frau, die sich nicht in unmittelbarer

Nähe aufgehalten hatte, erklärte mit großer Sicherheit, sie habe sich das Kennzeichen gemerkt, weil die Zahl 13 darin vorkam. Es sei ihre Lieblingszahl, die ihr immer Glück bringe. Später stellte sich heraus, daß weder die 13 noch einzeln die 1 oder die 3 auf dem Nummernschild vorkamen. Aus einer 7 und einer 5, die aufeinanderfolgten, hatte sie durch sympathiegefärbte Wahrnehmung die für sie verheißungsvolle Zahlenkombination gemacht.

Als sehr weit abliegend von der Realität erwies sich die Aussage einer Rentnerin, die erst herbeigeeilt war, als sie durch das Verhalten anderer Fußgänger auf das Ereignis aufmerksam wurde. Ihr Bedürfnis, aus ihrer altersbedingten Isolation auszubrechen, ließ vor ihrem inneren Auge ein Bild des Pärchens im Fluchtauto entstehen. Ihr durch ein Glaukom beeinträchtigtes Sehvermögen hätte für präzisere Beobachtungen ohnehin nicht ausgereicht.

Der Fahrer konnte aufgrund der Aussage eines Mannes in einem anderen Fahrzeug gefaßt werden, das mit dem Unfall nichts zu tun hatte. Der Fahrer dieses Fahrzeugs, der im Außendienst einer Versicherung ständig mit der Prüfung von Unfallfahrzeugen befaßt war, hatte sofort Farbe, Marke, Typ, Art des Schadens und das Kennzeichen in seiner Erinnerung gespeichert. Durch seine berufliche Beanspruchung waren seine Augen und seine Wahrnehmungsfähigkeit partiell überdurchschnittlich geschult. Er erfaßte alle Einzelheiten des Fahrzeugs, konnte aber keine Aussage über den Fahrer und die Beifahrerin machen.

Sieben Menschen, sieben voneinander abweichende Skizzen eines Bildes, das sich scheinbar aus Fakten zusammensetzte, mit denen das Geschehen hätte eingekreist werden können. Keiner der sieben Menschen hatte Einsicht in die eigenen inneren Abläufe und wäre auf den Gedanken gekommen, nichts anderes als ein Statist bei diesem Geschehen zu sein. Welche von den unendlich vielen Elementen, die unser

Leben ausmachen, verdrängen wir aus dem Bewußtsein oder projizieren wir auf einen anderen Menschen und bewirken damit, daß selbst ein so einfach erscheinender Vorgang wie eine Zeugenbefragung zu so unterschiedlichen Ansichten führt?

Ansichten wirken oft in der Art von Scheuklappen, die unsere Wahrnehmung nur in eine bestimmte Richtung lenken, so wie das Pferd, das von Natur aus einen Sichtradius von 320 Grad hat, durch die Scheuklappen, die ihm der Kutscher überzieht, einen eingeengten Blickwinkel hat und auf einem bestimmten Weg gehalten wird.

Einsicht ist aber mehr; sie schließt das geistige Erfassen von Abläufen, Sinn- und Handlungszusammenhängen mit ein. Die meisten Menschen erkennen nicht, daß ihr Sehvermögen durch ein psychisch bedingtes Defizit in ihrer Wahrnehmung beeinträchtigt sein könnte. Sie zweifeln nicht und suchen nicht. Keiner der sieben Zeugen des Verkehrsunfalls hätte also auf die Frage nach den Hintergründen für ihre Beobachtungen antworten können. »Meine Augen tun doch ihren Dienst«, hätten sie geantwortet. »Und wenn sie es nicht tun, gibt uns der Augenarzt eine technische Hilfe.«

Von dieser Hilfe erwarten wir Entzerrung vom Verbogenen, Klärung vom Diffusen, Verschmelzung von zwei Bildern zu einem Bild, Heranholen des Fernen und Detailsicht im Nahen. Daß es sich dabei um Lebenshilfen handelt, sehen die meisten Menschen nicht. Im Gegenteil, sie reagieren erschrocken, wenn ein ganzheitlich orientierter Augenarzt ihnen begleitend eine Therapie vorschlägt. In einer marktorientierten Gesellschaft, die gnadenlos jeden aussortiert, der Fehler übersieht oder keinen Durchblick hat, scheint unbewußtes Versagen – und was könnten therapiebedürftige Sehfehler anderes sein? – unverzeihlich. Es ist aber an der Zeit, umdenken zu lernen, denn Sehen bedeutet auch immer, sich Klarheit über sich selbst verschaffen.

Psychotherapie und Augenheilkunde –
eine Neuorientierung

Sehen ist, wie bereits dargelegt wurde, keine selbstverständliche Fähigkeit des Menschen, denn was die Seele nicht sehen will oder nicht sehen kann, wird auch nicht vom Gehirn registriert. Wenn solche seelischen Blockaden, vom Gehirn übermittelt, über einen längeren Zeitraum bestehen, werden die Augen fehlsichtig oder krank. Für das Funktionieren seiner Augen trägt jeder Mensch letztlich die Verantwortung. Jeder, der sich der Herausforderung des Auges, des »Fensters zur Welt«, stellt, kann zwangsläufig dem Blick in die Tiefen seiner Seele, das heißt in sein inneres Geschehen, nicht ausweichen. Die Entwicklung vom äußeren zum inneren Sehen läßt sich vom Mutterleib bis zum Alter verfolgen. Die Nabelschau des Säuglings, das heißt das Sehen auf die Nabelschnur, auf das Gemüt wird im Laufe des Lebens – bildlich gesprochen – zunehmend zur Schau, zum Sehen mit dem »dritten Auge«, dem Zentralpunkt mitten auf der Stirn, das sinnbildlich auf den Logos, das Göttliche, hinweist.

Im genetischen Code eines jeden Individuums ist seine jeweilige biologische Leistungsfähigkeit eingegeben. Diese wird durch die Herausforderungen des Umweltmilieus auf die Probe gestellt. Genetischer Code und Selektionsdruck sind also von vornherein in Interaktion, um die kräftigsten Individuen und Arten zu fördern und die schwächeren auszuschalten. Bereits Freud hat die Möglichkeit eines Eingriffs in dieses Geschehen dargestellt, indem er die Bedeutung chemischer Drogen zur Neutralisierung von psychischen Fehlhaltungen erkannt hat.

Psychopharmakologische Drogen können vegetative Regulationen, affektive Verhaltensweisen und Instinkthandlungen verändern. Die biochemischen Wirkstoffe sind die biogenen Amine, die als Überträgerstoffe spezifische Funktionen auslösen. Die Regulation dieser affektiv-emotionalen und motorisch-vegetativen Funktionen ist unserem Willen entzogen. Hier beginnt die Wirkung der inneren Schiene vom äußeren zum inneren Sehen, das eine emotionale Handlung darstellt, deren Sitz noch unbekannt ist.

Einzugreifen in dieses Geschehen heißt, einen Weg zu suchen, um das innere Auge besser zu verstehen. Dieses wiederum ist ein individueller Prozeß zwischen dem Therapeuten und dem Betroffenen. Welche Therapie, welche Vorgehensweise für den einzelnen die richtige ist – ob die analytisch-tiefenpsychologische oder die rein körperliche oder eine Verbindung von beiden –, muß von Fall zu Fall vom Betroffenen zusammen mit dem Therapeuten herausgefunden werden. Der mit dem inneren Auge Sehende setzt das äußere Auge ein, um sich den Therapeuten oder die Therapiemethode auszusuchen, die für ihn zur Veränderung des inneren Bildes, der inneren Einstellung zum gesamten Geschehen führt.

Der Philosoph Peter Sloterdijk hat bereits 1983 mit seinem Buch ›Zur Kritik der zynischen Vernunft‹ Zeichen in der Geschichte unseres Denkens gesetzt, indem er darauf verwiesen hat, daß die moderne Technologie neue Fragestellungen und Erkenntnisse sowie eine Veränderung unserer Sichtweise mit sich führen würde. Welche existentiellen Fragen steigen in uns auf bei offenen und bei geschlossenen Augen? Warum können wir uns mit offenen Augen oft schlechter konzentrieren auf das, was in uns vorgeht, als mit geschlossenen Augen? In sich hineinzusehen ist eine Kunst, die jeder erlernen sollte. In seiner ›Weltrevolution der Seele‹ spricht Sloterdijk von einer »Umgeburt des Individuums« und ruft zu einer Änderung der Weltbewertung und zur Suche nach der Sprache der Seele auf. So erscheint es durchaus plausibel, wenn man das feingestimmte Organ Auge als die Schiene zwischen dem äußeren und inneren Sehen betrachtet. Setzt man das Bild des inneren Sehens in die Sprache um, so wird man allmählich zu einer Sprache der Seele kommen. René Descartes' Lehre von der Trennung von Körper und Seele ist endgültig überholt. Immer mehr Menschen wollen in der heutigen Leistungsgesellschaft nicht nur körperliche Beschwerden in den Griff bekommen, sondern auch ihre Seele wiederfinden. Als erfolgreich hat sich dabei der Weg der Selbstbesinnung, der Meditation, erwiesen, die »absichtslos« erfolgen muß, denn der »Wille ist der Erzfeind der Entspannungssprache« (J. H. Schultz). Die im Anhang beschriebenen Entspannungs- und Konzentrationsübungen bieten eine wichtige Hilfestellung: »Der Besitz derjenigen Gesamtverfassung des Menschen, der ihn befähigt, sich den Kräften und der Einheit des ursprünglichen Lebens zu öffnen und sie zugleich in der Meisterung, Sinngebung und Erfüllung seines Lebens zu erzeugen, dieses Sich-Hingeben ist der Sinn des Haras. Wer sich im Hara befindet, bleibt im Lot. Mag er tun, was er will, sitzen oder liegen, tanzen, spielen, malen oder sprechen, er bleibt immer im absichtslosen Tun. Ehrgeiz, Geltungsdrang und Angst müssen dieses Gleichgewicht stören.« (Dürckheim)

Als besonders erfolgreich haben sich in der Augenheilkunde psychotherapeutische Methoden der Behandlung erwiesen wie Autogenes Training, imaginative Verfahren (Katathymes Bilderleben, Phantasiereisen), dynamische Gruppengesprächstherapie, Selbsthilfegruppen, Funktionelle Entspannung und Konzentrative Bewegungstherapie, Tanztherapie, Musiktherapie, Feldenkrais-Methoden, Bioenergetik, Einzeltherapie, wobei das Gespräch, die Verhaltenstherapie und die Gestalttherapie wirkungsvolle Hilfen bieten können. Wesentlich im therapeutischen Ansatz ist auch der »Surrender«, das heißt die Umkehr zum Leben als Bekundung des Lebenswillens. Wer diesen Schritt zum »Surrender« aus voller Überzeugung tut, hat den besten Einstieg in diesen Lernprozeß, wobei die Bezeichnung »Surrender« eigentlich heißt, ins Leere springen, einfach etwas tun, von dem man nicht weiß, was dahinter steckt. Da wir uns in einem Lernprozeß befinden, ist der Weg zur Individualisation lang und schwer.

Ganzheitlich orientierte Augenärzte haben erkannt, daß eine scharfe Trennung zwischen Diagnose und Therapie nicht immer durchführbar ist. Sie suchen nicht mehr nur mit rein naturwissenschaftlichen Methoden faßbare Krankheitsbilder, sondern lenken ihre Aufmerksamkeit auf die seelische Befindlichkeit des Patienten, auf die biographische Anamnese, um im wörtlichen Sinne das »innere Auge zu spiegeln«.

Wichtig für die Neuorientierung in der Augenheilkunde ist somit die Berücksichtigung nicht nur der körperlichen, sondern auch der psychischen, sozialen und spirituellen Dimension des Patienten. Psychosomatisch orientierte Augenärzte sollten daher versuchen, einen Bezug zwischen der Lebensgeschichte und dem Leiden des Patienten herzustellen, wobei dem Arzt oft die Rolle eines »Übersetzers« zukommt. Neben den sogenannten aufdeckenden psychologischen Verfahren, bei denen die symptomauslösenden Konflikte offengelegt werden, haben sich auch meditative Techniken, autosuggestive Methoden sowie die Veränderung des sozialen Umfelds bewährt. Die Konflikte, die sich hinter Augenleiden verbergen, spiegeln wider, was der Mensch eigentlich mit seinem Augensymptom ausdrücken möchte. Im therapeutischen Gespräch stellt sich häufig heraus, daß ein Augenleiden trotz aller Beschwerden die bequemere Problemlösung für den Kranken ist.

Hintergrundsphänomene für die Augensymptome im sozialen Umfeld im weiteren Sinne sind der Beruf, die Partnerschaftsbeziehung und die Familie einschließlich disharmonischer Eltern-Kind-Beziehungen. Die vordergründigen Augensymptome, die sich in diesen Konflikten widerspiegeln, sind Stellungsanomalien oder rasche Ermüdbarkeit der Augen an den äußeren Augenabschnitten, wie sie beispielsweise durch die chronische Bindehautentzündung bei Alkoholsucht (Triefauge) oder bei Medikamentenabhängigkeit als »trockenes Auge« (Mangel an Tränenflüssigkeit) auftreten. Häufig sind auch Augenhintergrundserkrankungen, bei denen sich besonders Störungen im Bereich der Sexualität schon in der Pubertät bemerkbar machen.

Hinzu kommen noch die Konflikte, die der moderne Arbeitsplatz mit der neuen Technologie mit sich bringt. Bei der Bildschirmarbeit mit ihrer Dauerbeanspruchung ist der visuelle Streß mit einem geistig-seelischen Frustrationserlebnis gleichzusetzen, da Gespräche mit Kollegen und erholsame Ablenkung fehlen. Das Auge muß konzentriert den Bildschirm ansehen. Durch die ständige Anspannung und Verspannung im visuellen System kann es zu Ermüdungserscheinungen (Asthenopie) sowie zu massiven Sehstörungen kommen. Der am Bildschirm sitzende Mensch muß nicht nur ein psychologisches, sondern ein physiologisch neuartiges Problem bewältigen, da das menschliche Wahrnehmungssystem von der Natur nicht für diese Arbeit ausgerüstet ist: Die linear verarbeitende linke Gehirnhälfte, die für abstrakte Denkaufgaben wie Kodierung und ähnliche Registrierarbeiten zuständig ist, kann die ständigen Bewegungen der sich auf- und abbauenden Lichtpunkte des Bildschirmcodes nicht verarbeiten. Also muß die rechte Gehirnhälfte, die ganzheitlich emotional orientiert ist, diese Arbeit übernehmen. Diese individuelle Wirklichkeit der Computertechnologie ist Auslöser für Störungen im psycho-physischen Bereich und zwingt den Menschen durch die assoziativ-intuitive Aufnahme und linearlogische Verarbeitung der Bildschirminformationen dazu, sich zu verändern. Dieser Lernprozeß ist um so schwieriger, je älter der Mensch ist. Die psychosomatische Therapie muß die Menschen zwischen dem zwanzigsten und vierzigsten Lebensjahr für den Arbeitsplatz motivieren und Kräfte wecken, damit sie fähig bleiben, mit den neuen Technologien am Arbeitsplatz Schritt zu halten.

Die häufigsten augenärztlichen Krankheitsdiagnosen wie Fehlsichtigkeit, trockene und feuchte Bindehautentzündung im vorderen, mittleren und hinteren Augenbereich bis zu chronischen Reizzuständen, Drucksteigerung, Stellungsanomalien, Alterserkrankungen der Linse und des Augenhintergrunds sind eigentlich alle als psychosomatisches Geschehen anzusehen. Es ist eine Aufgabe der Augenmedizin der Zukunft, diese Symptome nicht wie bisher nur äußerlich, sondern ganzheitlich zu behandeln.

Besonders wichtig ist es, in diesem Zusammenhang die Familientherapie, das heißt die Vater-Mutter-Kind-Beziehung zu analysieren. Mit zunehmender Erforschung der gruppendynamischen Prozesse sowie mit ständig wachsenden Erfahrungen aus ihren Anwendungen in der Psychosomatik hat sich heute die Gruppenpsychotherapie bei der Behandlung von Augenerkrankungen als unentbehrlich erwiesen. Im kommunikativen Gruppenprozeß lernt sich jeder zunächst einmal so anzunehmen, wie er ist. Die Symptomsprache, die sozusagen den autistischen Versuch der Kommunikation darstellt, wird im Verlauf der Gruppentherapie zunehmend nachlassen, je mehr es dem Patienten gelingt, seinen Leiden verbalen Ausdruck zu verleihen, sich emotional zu öffnen, seine Gefühle anderen anzuvertrauen und seine Ängste abzubauen. Wenn sich Verhärtungen zu lockern beginnen, verliert die Seele ein Stück ihres Panzers, und auch körperliche Veränderungen werden alsbald möglich.

Zu gern wird die Diagnose als Entschuldigungsgrund oder als Schuldzuweisung vom Betroffenen benutzt, um nicht an sich selbst weiterarbeiten zu müssen. Oft wird ein Symptom ganz einfach als vererbt angenommen – so zum Beispiel »Meine Großmutter hatte schon den grünen Star, darum habe ich ihn auch, und ich kann nichts dagegen tun« –, anstatt nach möglichen Ursachen in der eigenen Lebensgeschichte zu suchen.

Wer seine Sehkraft erhalten oder eine Lösung für seine Augenprobleme finden will, ist dazu aufgerufen, sich seinen ureigensten Weg zu diesem Ziel zu suchen. Und dieser Weg heißt Suchen und Selbsterfahrung, wobei der Weg das Ziel ist. Der erste Schritt zu mehr Bewußtheit, breiterer Wahrnehmung und hellerem Sehen ist die Zielsetzung, besser sehen, mehr wahrnehmen, mehr von sich selbst und von jenen wissen zu wollen, mit denen unser Leben vielleicht in problematischer Weise verbunden ist. Der Suchende fängt mit winzigen Schritten an, ohne unmittelbaren Erfolgsanspruch vor Augen, denn dieser würde wiederum eine Verkrampfung zur Folge haben. Bei dieser Neuorientierung verläuft die Besserung der Augenbeschwerden nicht immer geradlinig. Es gibt auch immer wieder Zeiten der Stagnation. Möglich ist, daß nach einem Jahr subjektiv das Gefühl der Besserung da ist, die objektive organische Nachprüfung dem aber nicht standhält. Es werden sich aber bisher ungeahnte Qualitäten des Sehens und Wahrnehmens einstellen, wenn man lernt, auf den eigenen Atem zu achten, die eigene Mitte zu spüren.

So wird in den Selbsthilfegruppen das Augensymptom als ein Mangelsyndrom und als Lerndefizit angesehen, das nur als Leitfaden dient, um zu sich selbst zu kommen. Nach Beendigung des Lehrkurses im Autogenen Training haben sich Gruppenabende bewährt, zu denen sich die Patienten in selbstgewählten Zeitabständen treffen, um unter Mithilfe des Therapeuten Erfahrungen auszutauschen, Rat und Hilfe zu finden und zu geben. In diesen Selbsthilfegruppen können die Patienten ihren Leidensdruck schildern und die Mitpatienten auffordern, über ihre Krankheit und augenblickliche Situation nachzudenken. Im gemeinsamen Gespräch erfährt der Patient, daß er mit seiner Krankheit nicht allein ist, findet

Verständnis bei anderen, faßt Vertrauen, öffnet sich, und es entsteht oft auf der Grundlage des gemeinsam erlebten Leidens ein Gefühl der Geborgenheit.

Das bildhafte Wiedergeben des Geschehens beim Katathymen Bilderleben vermittelt dem Therapeuten eine fruchtbare Diskussionsgrundlage. In den Seminaren »Sehen, Suchen, Selbstwahrnehmen« bestimmt beispielsweise der Betroffene selbst, welche Diagnose er sich selbst zubilligen kann, welche Schwierigkeiten er über das Augensymptom empfindet und welche Konflikthaftigkeit sich hinter diesem Symptom verbirgt. Gleichzeitig signalisiert er dem Therapeuten, welche Methoden er für sich selbst in Anspruch nehmen könnte. Der Leidensdruck des Betroffenen muß so groß sein, daß er sich auf sein eigenes schnelles Urteil der Therapiewahl und dann auf den Therapeuten verlassen kann, der diese Therapieform anbietet. Das therapeutische Repertoire muß breit sein, damit eine erfolgversprechende Behandlung auch dann übernommen werden kann, wenn Komplikationen zu erwarten sind oder eine rein analytische Behandlung nicht gleich angesetzt werden kann. Die Schulmedizin hat gezeigt, daß die Symptomatik wenige Hinweise auf die Möglichkeit der Behandlung gibt. Darum ist die ganzheitlich orientierte Augenmedizin auf eine breite Streuung des Behandlungspotentials angewiesen. In der Gruppensitzung gewährt »Probehandeln« oder »Nachspielen« bestimmter Situationen dem Therapeuten Einsicht in die Psychogenese des Konflikts und letztlich auch in die Gegebenheiten des sozialen Umfelds des Betroffenen, die zu dem Symptom geführt haben. Erst über die Entwicklung eines »Gruppengefühls« kann jeder Teilnehmer der Gruppe die destruktiven Eigenschaften seines eigenen Leidens an sich selbst sowie in seinen Auswirkungen auf seine Umgebung erleben. Ziel ist, den anderen in der Gruppe und sich selbst zu verstehen, die gegenseitige Ablehnung und Anziehung zu fühlen und zu begreifen.

Aus ganzheitlicher Sicht trägt auch die Ernährung maßgeblich zu der Gesunderhaltung der Augen bei. Zur ständigen Regeneration brauchen die Augen Vitamine; wichtig ist es darum, einen gleichmäßigen Vitaminpegel zu erhalten, zum Beispiel durch Vitamin A gegen Nachtblindheit, Vitamin B bei großer Empfindlichkeit gegen Sonnenlicht, Vitamin D, wenn der Körper zuwenig Sonnenlicht erhält. Vitamin C und E sorgen für gute Blutzufuhr zu den Augen. Augenfreundliche Vitamine sind in Karotten, Petersilie, Heidelbeeren, Brombeeren und schwarzen Johannisbeeren enthalten. Ein großer Teil unserer heutigen, nicht mehr natürlichen Nahrungsmittel bewirkt saure Reaktionen im Stoffwechsel und Verschlackung der Zellen. Ihr ist es zuzuschreiben, daß spätestens nach dem vierzigsten Lebensjahr die Trockensubstanz der Augenlinsen langsam auf das Doppelte ansteigt und die Abflußgänge für die bereits eingedickten Flüssigkeiten nicht mehr durchgängig bleiben. Im ersten Fall ist der graue, im anderen der grüne Star die Folge.

Am besten gelingt die Freihaltung der Augen von Schlacken mit einem Speiseplan, in dem viele Nahrungsmittel enthalten sind, die basische Wirkungen im Stoffwechsel haben, wie dies zum Beispiel der Fall ist bei: Karotten, Kohlrabi, Oliven, Radieschen, den Kernen weißer Bohnen, schwarzem Rettich, weißen Steckrüben, Selleriewurzeln, Spinat, Kichererbsen, Brombeeren, Ananas, Kirschen, Pflaumen, Datteln, getrockneten Äpfeln und Birnen. Hingegen bewirken Fleisch, Fisch, einige Käsesorten und Eigelb saure Reaktionen im Stoffwechsel. Mineralische Entsäuerungskuren, regelmäßige Entschlackung mit Hilfe von Kräutertees oder eine Nahrungsumstellung wirken sich auch auf die Augen und das Augenumfeld positiv aus.

Die Ganzheitstherapie der Zukunft, die von den Konzepten von Th. v. Uexküll und W. Wesiak ausgeht, stellt sich die zentrale Frage: Ist der Mensch als gesund oder krank anzusehen, wie behandle ich den gesamten Menschen, von dem ich Subjekt und Objekt trennen muß? Was bezeichnet die Schulmedizin als Gesundheit? Was verstehen wir unter »neuer Gesundheit«? Was versteht der einzelne unter Leben? Was macht meinen eigenen Sinn des Lebens aus, worauf läuft mein eigenes Konzept hinaus? Dieses zu erarbeiten ist sicherlich sehr schwer. Anzustreben ist nicht eine Perfektion nach vorgegebenen Kriterien, sondern das Wohlfühlen im sozialen Umfeld, im eigenen Lebensraum. Dazu gehört die Erkenntnis, daß das Bewußtsein, das Spirituelle, der Geist der Inbegriff der Wertigkeit sind. Gesundheit als Eigenverantwortung – dies zu vermitteln ist Aufgabe der ganzheitlich orientierten Medizin.

Ohne Selbstbeteiligung des Betroffenen sind jedoch auch von der ganzheitlichen Behandlung eines Augenarztes keine Wunder zu erwarten. Da Augenerkrankungen eine Wechselwirkung von Seele und Körper darstellen, kann sich die Symptomatik nur schrittweise bessern. Die erwähnten psychotherapeutischen Methoden in der Augenheilkunde sowie spezielle Körper- und Augenübungen können jedoch etwas ganz anderes vermitteln: eine neue Sicht der Dinge.

Anhang

Übungen

Übung ist nach Jaspers (1965) »die Steigerung der Leichtigkeit, Schnelligkeit und Gleichmäßigkeit einer Leistung durch deren Wiederholung«. Dies geschieht zum Teil durch Mechanisierung ursprünglich vorwiegend absichtlicher, willkürlicher seelischer Leistungen zu mehr reflektorischen, mechanisch ablaufenden. In der Psychotherapie ist der Begriff der Übung eng verbunden mit der Veränderung der seelischen Haltung und der Erwerbung neuer Fähigkeiten. Zwischen den übenden (zum Beispiel Funktionelle Entspannung und Konzentrative Bewegungstherapie), den autosuggestiven (zum Beispiel Autogenes Training) und den suggestiven Verfahren (zum Beispiel Katathymes Bilderleben) besteht ein fließender Übergang.

Entspannungsverfahren

Die Feldenkrais-Methode

Die Feldenkrais-Methode ist eine anstrengende Körperarbeit, die in ihrer Zielrichtung mit jener der klassischen Augenübungen übereinstimmt. Hier wie dort geht es vor allem darum, Verhaltensweisen, die sich seit der frühen Kindheit eingeschliffen haben, durch bessere zu ersetzen – besser in dem Sinn, daß dem Muskelapparat und dem Auge gezeigt wird, wie sie sich leichter, effektiver, sozusagen tänzerischer bewegen können. Bisher verschlossene, »ungeahnte« Perspektiven eröffnen sich; Körper und Sehvermögen werden nicht mehr in einengenden Bahnen festgehalten, deren Vorhandensein dem Menschen bis dahin nicht bewußt war. Der Kernphysiker und Verhaltensphysiologe Moshé Feldenkrais, ein in Rußland geborener und als Fünfzehnjähriger nach Palästina ausgewanderter Jude, hat sein Werk unter das Motto »Bewußtheit durch Bewegung« gestellt. Es handelt sich um ein umfangreiches System von Körper- und mentalen, das heißt in der Vorstellung auszuführenden Übungen, zu denen der »Schüler«, dem bisher das ABC seines Körpers nicht geläufig war, einen ganz persönlichen Zugang sucht.

Eines der wichtigsten Elemente der Feldenkrais-Arbeit ist das Spüren, das Nachspüren der Wirkungen, die sich während des Übens einstellen. Es hat Ähnlichkeit mit der Funktionellen Entspannung und der Konzentrativen Bewegungstherapie. Durch diese Methode wächst eine feine, intuitive Kenntnis der Bewegungsabläufe und gegenseitigen Bedingtheiten im Körper. Plötzlich wird eine Kopfdrehung möglich, die man bisher für unmöglich hielt. Mit dem Fortschreiten der Übungen entwickelt sich zunehmend ein waches Körperbewußtsein. Mit der Neuorientierung des gesamten Bewegungsapparates geht ein Gefühl der Leichtigkeit und des Schwebens einher, das sehr stark auf die Seele zurückwirkt. In einen Teil seiner Übungen hat Feldenkrais die Bewegung der Augen miteinbezogen.

Die Funktionelle Entspannung

Die Funktionelle Entspannung (FE) von Fuchs ist ebenfalls ein Verfahren, das »den Leib als Medium der Therapie« benutzt. Mit dem Autogenen Training hat die Funktionelle Entspannung die »Konzentrative Selbstentspannung« sowie die erstrebte »Selbstregulation der gestörten Funktionen« gemeinsam. Sie unterscheidet sich vom Autogenen Training durch das Fehlen von autosuggestiven Vorstellungen. Die Funktionelle Entspannung ist ein individualisierendes Verfahren ohne feste Regeln, das von der Erfahrung ausgeht, daß schon minimale Empfindungen, Vorstellungen, Fehlspannungen den persönlichen Atemrhythmus stören können und daß dieser um so leichter in eine optimale Gleichgewichtslage zurückfindet, je freier die Haltung ist, je mehr dieser sich, »zentriert in seiner Mitte«, das heißt – physiologisch ausgedrückt – ein schwingungsfähiges Zwerchfell bewahrt.

Die Funktionelle Entspannung ist ein Selbsterfahrungsprozeß im Dialog mit dem Therapeuten, der sowohl verbal als auch nonverbal vor sich geht und einzeln wie auch in kleinen Gruppen durchgeführt werden kann. Der Patient empfängt sitzend oder liegend vom Therapeuten wertneutrale Anregungen und keine Anweisungen zum Entspannen. Diese Anregungen (»Loslassen«, »Hergeben«, »Sich-fallen-Lassen«) lassen sich »im Körper« des Patienten somatisch konkret entdecken und finden. Die nonverbale Kommunikation geschieht durch die behutsam aufgelegte Hand des Therapeuten, die nicht drängt oder zwingt, sondern bis zum Ende der intendierten Suche und Bewegung mitgeht.

Das Medium dieser im Lernprozeß dialogisch ausgetauschten, später auch allein fortgesetzten Arbeit zur Rhythmisierung der gestörten Funktion ist die Atmung. Die Störungsstelle wird an jeweils spezifischer Stelle in ihrer Verspannung aufgesucht. Die Lösung der Verspannung wird dann mit dem sich lösenden Atem korreliert. Damit sind Entspannung und Entkrampfung an einer beliebigen Körperstelle mit dem natürlichen Vorgang des Ausatmens funktionell verknüpft.

Die Funktionelle Entspannung hat auch einen tiefenpsychologischen Aspekt: Analog zum aufdeckenden Gespräch werden in der konventionell sprachlichen sowie in der spezifisch organsprachlichen Verständigung therapeutische Kommunikationen eingesetzt, die darauf hinauslaufen, daß bisher unbewußte Vorgänge aufgedeckt und bewußt gemacht werden. Die Inhalte dieses aufdeckenden Therapieteils sind sowohl unartikulierte Empfindungen körperlicher Qualität als auch ausformulierte Einsichten. Die spezifische Aufdeckung in der Funktionellen Entspannung betrifft die verbesserte Selbstwahrnehmung über Änderungen des körperlichen Zustands.

Bioenergetik

Der Rechtsanwalt Alexander Lowen lernte 1940 Wilhelm Reich, den in die USA eingewanderten Psychoanalytiker, kennen, der als erster der Körperarbeit eine maßgebliche Wirkung auf die seelische Entwicklung zugesprochen hatte. Reich sprach von Muskelpanzerungen, die ringförmig den Körper einengen und das freie Fluten von Gefühlen blockieren. Löse man die Muskelpanzerungen auf, müsse sich die energetische Aufladung des Körpers wieder harmonisieren, und so lasse sich ein positiver Einfluß auf Seele und Augen erzielen. Lowen hat später selbst als Psychoanalytiker aus den zum Teil unorthodoxen Vorstellungen seines Lehrers Wilhelm Reich das System einer Körpertherapie mit starkem seelischen Bezug entwickelt. Als Bioenergetik wurde in den letzten Jahrzehnten diese Methode in die Psychotherapie aufgenommen und fand auch Anwendung in der Augentherapie. Lowen selbst nannte die Bioenergetik eine »abenteuerliche Selbstentdeckung«: »Sie will dem Menschen helfen, sich dem Leben und der Liebe zu öffnen. Das Herz wird von seiner knöchernen Bastion, dem Brustkorb, geschützt, das Auge von der Augenhöhle, und wer sich dem Ganzen nähern will, muß starke psychologische und physische Sperren überwinden. Wenn wir dieses Ziel erreichen wollen, müssen wir diese Abwehrmechanismen verstehen und ›durcharbeiten‹.«

Lowen bezeichnet die Augen, die Hände, die Füße und die Geschlechtsorgane als »periphere Kontaktpunkte zur Welt«. Grundlage für viele Übungen in der Bioenergetik ist das »Erden«. Es durchbricht Blockaden des Gefühlsflusses zu den Kontaktpunkten und steigert die gefühlsmäßige Aufladung. Insbesondere die Augen werden energetisch aufgeladen, was zu einer Besserung des Sehvermögens führt. Da Lowen den Blickaustausch zwischen Menschen für existentiell wichtig hält, sieht er auch in dem »Strahlen und Glänzen der Augen«, das sich nach Bioenergetikübungen einstellt, eine Botschaft an die Umwelt, sich stärker auf das Auge zu konzentrieren.

Körperübungen

Im folgenden werden Anregungen gegeben, um eigene Erfahrungen zu sammeln. Die Körperübungen stammen größtenteils aus dem Hatha-Yoga, einem System, das den Körper durch den Wechsel von Spannung und Entspannung harmonisiert. Jede Haltung (Asana) hat außerdem noch spezifische Wirkungen auf den Körper, die hier nur angedeutet werden.

Auch die Anleitung zu den Augenübungen ist nur eine Hinführung zu der aktiven Beschäftigung mit Ihren Augen. Es soll vor allem die Erfahrung vermittelt werden, daß das Sehen und die Bewegung des Körpers und speziell der Augen etwas ist, das jeder selbst ganz bewußt gestalten kann.

Es empfiehlt sich, die Körperübungen mit geschlossenen Augen zu machen, weil man dann nicht durch optische Eindrücke von den Körperwahrnehmungen abgelenkt wird. Jede Haltung sollte ein- oder zweimal wiederholt werden. Man kann ruhig etwa ein bis zwei Minuten in einer Haltung verweilen, wenn man sie als angenehm empfindet. Wenn irgendwo etwas zieht, weil Muskeln gedehnt werden, sollte dem nachgegeben werden. Die Schmerzgrenze sollte aber niemals überschritten werden. Der Sinn der Übungen liegt auch darin, herauszufinden, was der Körper sagen will.

Wenn man mit Ehrgeiz und Ungeduld übt, verspannt man sich, anstatt sich zu entspannen. Es kommt nicht darauf an, etwas perfekt zu machen, sondern nur, sich selbst in diesen Haltungen zu erleben und die Reaktionen des eigenen Körpers kennenzulernen.

Entspannung in der Rückenlage

Zu Beginn und zu Ende jeder Übung legen Sie sich entspannt auf den Rücken, am besten auf eine Decke auf den Fußboden (das Bett wäre zu weich, und Sie könnten Ihren Körper nicht deutlich spüren).

Auf der Decke liegend, entspannen Sie in der Rückenlage Ihren ganzen Körper. Bei Kreuzschmerzen empfiehlt es sich, ein kleines Kissen unter die Knie und eventuell auch eine Stütze unter den Nacken zu legen. Gehen Sie mit Ihrem Bewußtsein durch Ihren Körper und kontrollieren Sie, ob Sie die Muskeln loslassen oder ob Sie noch irgendwo festhalten. Lassen Sie sich dabei Zeit und lösen Sie die Verspannungen, die Sie noch in sich spüren.

Achten Sie auf die Flächen, mit denen Ihr Körper den Boden berührt. Beginnen Sie mit der rechten Ferse, das Bein hinauf bis zur Leiste, dann das linke Bein, den Rumpf, von den Fingern her den rechten Arm, den linken, den Hals und schließlich den Kopf. Erfühlen Sie auch überall dort, wo der Körper den Boden nicht berührt, den Abstand zwischen Ihrem Körper und dem Boden.

Entspannen Sie das Gesicht: Kinn, Mund, Zunge, Wangen, Ohren, Augen und Stirn. Erspüren Sie die Auflagefläche des

Hinterkopfs und bewegen Sie den Kopf im Zeitlupentempo ein wenig nach links und rechts, um sich die Stelle bewußter zu machen. Ruhen Sie, den Kopf wieder in Mittellage, und entspannen Sie Ihre geschlossenen Augen so, als würden Sie sie auf die eben gespürte Auflagefläche sinken lassen.

Zum Abschluß der Übungsfolge bleiben Sie in dieser Entspannung etwa drei bis zehn Minuten und erleben Sie bewußt die Ruhe, indem Sie auch die Gedanken ruhen lassen.

Beenden Sie diese Entspannung und richten Sie Ihre Aufmerksamkeit wieder auf Ihre Umgebung. Spannen Sie in der Rückenlage mehrmals Arm- und Beinmuskeln kurz und kräftig an. Dann atmen Sie tief ein und aus. Nehmen Sie die Arme nach oben über den Kopf, räkeln und strecken Sie sich gründlich. Dann setzen Sie sich auf und öffnen blinzelnd die Augen.

Wirbelsäule aufrichten

Die Grundstellung ist aufrechtes Stehen. Die Füße haben einen kleinen Zwischenraum (circa 10 bis 15 cm). Mit der Ausatmung beugen Sie sich weit vom Becken aus nach vorn und lassen Oberkörper, Arme und Kopf locker hängen. Nehmen Sie wahr, wie sich die starke Durchblutung von Kopf und Augen anfühlt. Dann richten Sie langsam die Wirbelsäule auf, am Kreuzbein beginnend. Achten Sie darauf, daß Hände, Arme, Schultern und Kopf locker bleiben, wenn Sie das Rückgrat Wirbel für Wirbel hochrollen. Ganz zum Schluß erst heben Sie den Kopf und stellen sich gerade hin. Neben der Durchblutung von Kopf und Augen wurden alle Organe stark angeregt.

Baum-Gleichgewichtshaltung

Öffnen Sie im Stehen die Augen und suchen Sie sich dabei einen Fixpunkt in Augenhöhe. Wichtig ist dabei nicht, daß Sie diesen Punkt scharf sehen, sondern daß Sie durch das Fixieren eines Punktes eine Orientierungshilfe haben, um das Gleichgewicht besser halten zu können. Stellen Sie die rechte Fußspitze an die linke, so daß die rechte Ferse am linken Schienbein liegt. Die Arme seitlich heben, bis die Fingerspitzen oder auch die Handflächen sich über dem Kopf berühren.

Erleben Sie, wie Ihre Augen Ihnen helfen, das Gleichgewicht zu halten. Senken Sie langsam die Arme und stellen Sie sich gerade hin. Es ist hilfreich, sich die Haltung erst einmal vorzustellen. Je konzentrierter Sie sich bewegen, um so leichter ist es, das Gleichgewicht zu halten. Legen Sie sich auf den Bauch und erleben Sie die Reaktion Ihres Körpers.

Vierfüßlerstand

Knien Sie sich hin und setzen Sie die Hände auf. Achten Sie darauf, daß genügend Abstand zwischen den Knien und den Händen ist, damit Sie eine stabile Grundhaltung haben. Die im folgenden beschriebenen Bewegungen verbinden Sie mit einer Augenübung: Zuerst wird jede Bewegung mit geschlossenen Augen ausgeführt. Betrachten Sie sich in Gedanken. Erleben Sie mit geschlossenen Augen Ihren Körper in jeder Haltung und stellen Sie sich genau vor, was Sie jetzt sehen würden. Dann öffnen Sie langsam die Augen und kontrollieren, was Sie wirklich sehen, wie weit Ihre Vorstellung mit der Wirklichkeit übereinstimmt. Achten Sie darauf, wie und wo Ihr »inneres Bild« vom »äußeren Bild« abweicht. Beugen Sie das Rückgrat zu einem »Katzenbuckel«. Neigen Sie dabei den Kopf nach vorne-unten und schauen Sie nach unten.

Stemmen Sie die Arme gerade, senken Sie die Brustwirbelsäule, nehmen Sie den Kopf hoch, aber knicken Sie ihn nicht nach hinten ab.

Beugen Sie den Rumpf nach links und schauen Sie nach rechts, um Ihre Schulter *herum* (nicht über die Schulter!).

Beugen Sie den Rumpf nach rechts und schauen Sie dabei um die linke Schulter *herum*.

Wiederholen Sie die vier Übungen mehrmals hintereinander. Dann setzen Sie diese vier Schritte zu einer Kreisbewegung zusammen. Achten Sie dabei auf die Augenbewegungen (auch bei geschlossenen Augen). Zur Entspannung legen Sie sich auf den Bauch.

Kobra

Die Grundstellung ist die Bauchlage. Setzen Sie die Hände neben den Schultern auf und rollen Sie sich langsam hoch. Beginnen Sie mit dem Kopf, dann mit der Kraft der Rückenmuskulatur. Wenn es nicht mehr weitergeht, stützen Sie sich mit den Armen ab. Schauen Sie nach hinten, nehmen Sie die Augen mit, soweit es geht. Diese Haltung heißt Kobra, weil etwa zwei Drittel der Wirbelsäule vom Boden aufgerichtet werden sollen. Lassen Sie sich nicht in den Schultern hängen! Seien Sie stolz wie eine Kobra! Rollen Sie langsam herunter und entspannen Sie sich. Bei dieser Übung wird das Drüsenabsonderungssystem angeregt, die Rückenmuskulatur gekräftigt und das Rückgrat elastisch.

Vorbeugen mit Palmieren

Setzen Sie sich in den Schneidersitz oder auf die Fersen. Reiben Sie die Handflächen aneinander und legen Sie die hohlen Handflächen über die geschlossenen Augen. Neigen Sie sich nach vorne, bis die Handrücken den Boden berühren. Die Handteller liegen vor den Augen, berühren aber nicht die Augäpfel. Entspannen Sie die Augen und lassen Sie sich von der Wärme der Hände durchströmen. Verharren Sie möglichst bequem in dieser Haltung und beobachten Sie, wie durch den Druck der Oberschenkel die Bauchorgane angeregt werden. Entlasten Sie die Wirbelsäule durch dieses Vorbeugen. Setzen Sie sich langsam wieder auf und nehmen Sie wahr, wie Sie Ihren Körper und Ihre Augen jetzt fühlen. Öffnen Sie langsam die Augen, blinzeln Sie und schauen Sie. Nehmen Sie bewußt über Ihre Augen Kontakt zur Umwelt auf. Entspannen Sie sich in der Rückenlage.

Schildkröte

Setzen Sie sich hin, grätschen Sie die Beine (die Füße circa 50 cm auseinander) und beugen Sie die Knie. Gehen Sie von innen mit den Armen durch die gebeugten Knie hindurch nach hinten und anschließend zur Seite, oder, wenn das nicht geht, nach vorne und fassen Sie die Knöchel. Jetzt gleiten die Fersen am Boden entlang, so daß der Oberkörper immer weiter nach vorne kommt und der Kopf den Boden erreicht.

In dieser Haltung werden die Wirbelsäule entlastet und Kopf und Augen gut durchblutet. Erspüren Sie die Schildkrötenhaltung: mit dem Panzer oben, der alles Weiche und Verletzliche schützt. Lösen Sie diese Haltung langsam, rollen Sie ab und legen Sie sich zur Entspannung auf den Rücken.

Kopfrollen und Nackendehnen

Machen Sie diese Übung im Stehen oder im Sitzen. Lassen Sie den Kopf entspannt nach vorne sinken, dann langsam nach hinten und wieder nach vorne sinken. Drehen Sie den Kopf nach rechts, wobei das Kinn die Bewegung führt. Drehen Sie ihn wieder zur Mitte und dann nach links. Richten Sie den Kopf auf und drehen Sie ihn nach rechts, als wollten Sie sich selbst über die Schulter schauen. Drehen Sie den Kopf zurück und wiederholen Sie die Übung mit der linken Seite. Neigen Sie den Kopf von der Mitte aus nach rechts, als ob Sie das Ohr auf die Schulter legen wollten. Kontrollieren Sie dabei, ob die Schulter locker und der Rücken gerade bleibt. Lassen Sie den Kopf immer weiter auf die Seite sinken. Dann wiederholen Sie dasselbe nach links.

Drehen oder neigen Sie den Kopf nicht mit Gewalt. Achten Sie darauf, welche Muskeln Sie halten und wo Sie vielleicht Spannungen spüren. Wie verhalten sich Ihre Augen bei dieser Übung? Üben Sie langsam und verfolgen Sie aufmerksam alle Bewegungen. Rollen Sie den Kopf langsam und bewußt, vorne beginnend nach rechts, hinten, links und wieder nach vorne. Führen Sie den Kreis dreimal im Uhrzeigersinn aus und dreimal gegen den Uhrzeigersinn. Hierbei werden Verspannungen im Nackenbereich gelockert, und die Halswirbelsäule wird elastisch.

Diagonalzug

Legen Sie sich auf den Rücken, ziehen Sie die Knie an und setzen Sie die Füße auf. Mit der Ausatmung legen Sie beide Knie auf der linken Seite auf den Boden. Drehen Sie Wirbel für Wirbel zurück nach rechts, bis möglichst beide Schultern den Boden berühren. Achten Sie auf den Kopf und die Augen. Bei der Übung bleibt das linke Knie auf dem Boden. Der rechte Fuß liegt jetzt auf dem linken, und beide Knie sind übereinander.

Durch die Drehung der Wirbelsäule werden Nerven und Bandscheiben aktiviert und Schlacken abgebaut. Erleben Sie auch, wie Sie mit den Augen die Drehung fortsetzen! Ihre Augen sind ein Bestandteil dieser Übung. Üben Sie genauso mit der anderen Seite.

Bei der Wiederholung legen Sie die Knie wieder auf die linke Seite und drehen Sie die Wirbelsäule zurück nach rechts. Dann legen Sie den rechten Arm über dem Kopf auf den Boden, und strecken Sie den rechten Unterschenkel aus. Die Ferse führt jetzt nach unten, die Hand nach oben, so daß die ganze rechte Seite von der Dehnung erfaßt wird. Dehnen Sie ganz intensiv und kehren Sie dann ganz langsam wieder in die Rückenlage zurück. Nun beobachten Sie, wie sich die rechte Seite im Vergleich zur linken anfühlt. Dann dehnen Sie auf die gleiche Weise die linke Körperseite.

Halbe Kerze

Die Grundstellung ist die Rückenlage. Atmen Sie tief ein. Strecken Sie mit der Ausatmung die Beine hoch, heben Sie den unteren Teil des Rückens und stützen Sie den Körper am Beckenrand mit den Händen ab. Das Gewicht der Beine wird auf die Arme übertragen. Verharren Sie in dieser Haltung so lange, wie es für Sie angenehm ist. Bei Kreuz- und Rückenschmerzen beugen Sie die Knie beim Heben der Beine und beim Abrollen, um eine zu starke Belastung des Lendenbereichs zu vermeiden. Lassen Sie den Kopf auf dem Boden und Wirbel für Wirbel abrollen.

In dieser Umkehrhaltung werden Venen, Bauchorgane, Herz und Kreislauf entlastet. Das vegetative Nervensystem normalisiert sich. Da in dieser Lage der Kopf und die Augen besonders gut durchblutet werden, bietet sie sich geradezu an für Augenübungen.

Blicken Sie auf Ihre rechte Leiste. Lassen Sie Ihren Augen Zeit, sich scharf darauf einzustellen. Dann betrachten Sie Ihr rechtes Knie. Wenn Sie es scharf sehen, wandern Sie weiter zum rechten Fußgelenk, zu den Zehenspitzen und über die Zehen des linken Fußes wieder das linke Bein zurück bis zur Leiste.

Drehen Sie den Kopf etwas nach rechts und links und schwingen Sie dabei mit den Augen sanft in Form einer liegenden Acht. Rollen Sie die Augen in allen Richtungen. Drücken Sie die Augenlider fest zusammen und lassen Sie sie wieder los.

Ihrer Phantasie sind keine Grenzen gesetzt. Entdecken Sie selbst noch weitere Augenübungen, die Ihnen besonders geeignet erscheinen. Als Maßstab für die Übungen dient immer Ihr Körpergefühl: Wenn Sie die Übung als angenehm empfinden, wird Sie Ihnen auch helfen. Falls Ihnen bei längerem Verweilen in der halben Kerze Ellenbogen oder Hände weh tun, Sie in dieser Haltung aber mit den Augenübungen fortfahren möchten, können Sie sich eine zusammengerollte Decke unter das Gesäß legen.

Sonnengebet

Das Sonnengebet ist eine Bewegungsfolge, die mit dem Atemrhythmus verbunden ist, wobei die Körperhaltungen die Atembewegungen unterstützen. Zu Beginn sollten Sie jedoch nicht auf den angegebenen Rhythmus achten, sondern den Atem einfach frei fließen lassen. Da es beim Yoga und bei der psychosomatischen Entspannung nicht auf Leistung und Erfolg, sondern auf das Bewußtsein, das Sich-selbst-Erleben in jeder Stellung ankommt, ist ein zu frühes Einhalten des Atemrhythmus eher hinderlich als fördernd. Machen Sie sich erst mit den einzelnen Haltungen vertraut und nehmen Sie diese einfach nacheinander ein. Im Laufe der Zeit werden die Übergänge von selbst fließender, und eines Tages können Sie – fast wie von selbst – im Rhythmus atmen.

Das Sonnengebet eignet sich hervorragend, um festzustellen, wie wir mit uns selbst umgehen: Haben wir Geduld mit uns selbst? Lassen wir uns Zeit, etwas zu lernen und zu wachsen? Oder geben wir nach den ersten, vielleicht nicht ganz befriedigenden Versuchen auf, weil es »doch nichts bringt« oder zu anstrengend ist? Oder zwingen wir uns selbst dazu, mit Gewalt das Übungsziel zu erreichen?

Das Sonnengebet besteht aus folgenden zwölf Positionen:

1. Beginnen Sie im Stehen, die Füße sind nebeneinander. Legen Sie die Handflächen in Brusthöhe gegeneinander. Stehen Sie aufrecht. Ausatmen.

2. Einatmen. Heben Sie die Arme über den Kopf und beugen Sie sich weit nach hinten. Die Knie bleiben gerade. Schauen Sie nach oben, soweit es geht. Das Kinn bleibt auf dem Brustbein. Achten Sie darauf, daß Sie kein Hohlkreuz machen!

3. Ausatmen. Beugen Sie sich vom Becken aus weit nach vorne, bis die Handflächen neben den Füßen den Boden berühren. Wenn möglich, bleiben die Beine gestreckt; wenn es nicht geht, beugen Sie die Knie. Nehmen Sie die Augen in der Bewegung mit und rollen Sie sie nach unten. Die Hände bleiben jetzt bis zur Position 11 an dieser Stelle auf dem Boden.

4. Einatmen. Strecken Sie das linke Bein weit nach hinten und setzen Sie die Zehen auf dem Boden auf. Das rechte Knie ist gebeugt, die Arme sind gerade. Das linke Knie ist gestreckt, die Ferse dehnt nach hinten.

5. Atem anhalten. Stellen Sie den rechten Fuß neben den linken und heben Sie das Becken. Die Fersen berühren dabei den Boden.
   Der Körper bildet mit dem Boden ein Dreieck.
6. Ausatmen. Beugen Sie den Ellenbogen, bis Stirn, Brust, Knie und Zehen den Boden berühren, aber nicht das Becken, das zur Aktivierung der Rückenmuskulatur einen möglichst großen Abstand vom Boden haben soll.
7. Einatmen. Legen Sie den Körper unterhalb des Bauchnabels auf den Boden. Die Zehen bleiben aufgesetzt. Strecken Sie die Arme so weit, daß der Oberkörper sich aufrichtet (wie bei der »Kobra«). Nehmen Sie den Kopf und die Augen mit.
8. Atem anhalten. Strecken Sie die Arme, senken Sie den Kopf und heben Sie das Becken (wie bei Position 5), so daß der Körper mit dem Boden wieder ein Dreieck bildet. Zur Streckung der rückwärtigen Muskulatur werden die Fersen wieder an den Boden gebracht.
9. Ausatmen. Setzen Sie den linken Fuß zwischen die Hände nach vorne. Das rechte Bein ist gestreckt, die Ferse führt nach hinten (wie bei Positon 4).
10. Weiter ausatmen. Setzen Sie den rechten Fuß neben den linken und strecken Sie die Beine; der Kopf ist dicht an den (gestreckten) Knien, damit der Nacken lang wird. Die Augen schauen weit nach unten auf den Bauch (wie bei Positon 3).
11. Einatmen. Richten Sie sich wieder auf und lassen Sie dabei die Arme möglichst hinter den Ohren. Beugen Sie sich weit nach hinten (wie bei Position 2).
12. Ausatmen. Legen Sie die Handflächen vor der Brust zusammen. Sie können nun den Zyklus wieder von vorne beginnen, denn dies ist ja wieder Position 1.

Im Sonnengebet wird die Wirbelsäule nach vorne und hinten gebeugt und dadurch wieder elastisch. Die rückwärtige Muskulatur der Beine wird gedehnt, Bauch- und Rückenmuskeln sowie alle Bauchhöhlenorgane und der Kreislauf werden angeregt. Wenn Sie einen niedrigen Blutdruck haben, ist das Sonnengebet am Morgen eine gute Hilfe, Ihren Kreislauf in Schwung zu bringen. Ein belebter Kreislauf wirkt sich auch gut auf Ihre Augen aus, die besonders in den Positionen 3, 5, 8 und 10 stark durchblutet werden. Man kann sich die Reihenfolge der Haltungen leichter einprägen, wenn man sich vergegenwärtigt, daß man aus dem Stehen fast zum Liegen (Position 6 und 7) kommt und anschließend wieder zum Stehen. Die beiden Stellungen in der Mitte werden von den fünf Positionen eingerahmt, die in entgegengesetzter Reihenfolge ablaufen. Beziehen Sie auch Ihre Augen in jede Bewegung mit ein.

Übung der Stille (Hara-Übung)

Die erste Übung heißt »Erden«. Stellen Sie sich aufrecht hin, die Füße etwa 10 cm auseinander, die Zehenspitzen zeigen nach vorne. Stehen Sie ganz entspannt. Lassen Sie in den Armen und Schultern los. Verlagern Sie Ihr Gewicht auf die Fersen, dann auf die Ballen und auf die Seiten und finden Sie durch sanftes Pendeln die Mitte, in der Sie ohne unnötige Muskelanspannungen stehen können.

Lenken Sie Ihre Aufmerksamkeit auf die Fußsohlen. Wo sind Ihre Füße? Was fühlen Sie dort? Können Sie ohne Bewegung mit Ihren Fußsohlen die Beschaffenheit des Fußbodens erfühlen? Ist er warm oder kalt, hart oder weich? Aus Teppich, Holz oder Stein? Wenn Sie Kontakt mit dem Boden haben, drücken Sie mit den Füßen stärker in den Boden hinein. Was spüren Sie? Sind Sie ein Stück nach oben »gewachsen«? Hat sich Ihre Wirbelsäule etwas aufgerichtet?

Nun lassen Sie Ihr Gewicht durch die Füße, durch den Fußboden hindurch noch weiter in die Erde sinken. Seien Sie wie ein Baum, der in die Erde hinein Wurzeln schlägt, sich ganz tief mit der Erde verbindet und aus dieser Verbindung nach oben wächst. Die Baumkrone ist Ihr Scheitel, und Sie stehen ruhig da und erleben Ihr Verwurzeltsein und Sich-Entfalten. Das Leben fließt durch Sie hindurch und kommt durch Sie zum Ausdruck.

Sie können auch im Sitzen mit dem Boden Kontakt aufnehmen: entweder auf einem Stuhl oder auf einem kleinen Kissen, auf einer zusammengerollten Decke oder einem Bänkchen auf dem Fußboden. Die Oberschenkel sollten etwas nach vorne abwärts gerichtet sein, damit das Becken aufgerichtet sein und die Wirbelsäule sich gerade nach oben erheben kann. So ist auch gewährleistet, daß die Atembewegung im Bauch-Becken-Bereich ohne Einschränkung stattfinden kann. Wenn Sie ohne Kissen auf dem Boden sitzen, ist das schwer möglich, und meistens muß der Rücken mit Muskelkraft gerade gehalten werden, was sofort wieder Spannungen erzeugt, die durch diese Übung doch abgebaut werden sollten.

Wenn Sie die richtige Sitzposition gefunden haben, nehmen Sie durch Ihr Gesäß und die Sitzbeinknochen mit dem Stuhl oder mit der Decke Kontakt auf und weiter hindurch mit der Erde. Fühlen Sie sich auch in dieser Stellung mit »Mutter Erde« verbunden.

Nach dem »Erden« wenden Sie Ihre Aufmerksamkeit dem Atem zu. Lassen Sie sich von seiner Bewegung tragen. Mit jedem Ausatmen lösen Sie Spannungen in sich. Sie *atmen* die Spannungen aus. Lassen Sie langsam mit den Schultern los. Es muß nicht einmal eine körperliche Bewegung wahrnehmbar sein, sondern es findet ein innerliches »Nicht-mehr-halten-Müssen« statt. Lassen Sie auf diese Weise auch Spannungen im Kopf- und Augenbereich los. Dann gehen Sie weiter nach unten, lösen Sie auch Spannungen im Magen und lassen Sie sich im Bauch-Becken-Bereich nieder.

Erlauben Sie dem Unterleib, sich beim Einatmen auszudehnen, groß und weit zu werden. Lassen Sie sich vertrauensvoll in diese Beckenschale nieder, aus der die Wirbelsäule gerade nach oben wächst. Bleiben Sie aufrecht und doch entspannt sitzen. Wenn nur der Bauch herausgestreckt wird, bedeutet das keinesfalls Entspannung und Freiheit im Unterleib. Lassen Sie auch im Gesäß und im Kreuz los, denn auch diese beiden Körperteile gehören zum Bauch-Becken-Bereich, aus dessen Gelöstheit in uns Vertrauen, Gelassenheit und Geborgenheit wachsen kann.

Fühlen Sie die Lebensqualität, die diesem Bereich entspringt und werden Sie in diesem Bereich eins mit der Erde. Schöpfen Sie Kraft aus dieser Verankerung mit der Erde für Ihren Alltag. Erleben Sie dieses Gefühl bewußt und nehmen Sie es mit in Ihren Tagesablauf.

Imaginationsverfahren

Die Konzentrative Bewegungstherapie

Dieses von Gindler entwickelte und von Heller, Stolze und Goldberg weiter ausgebaute Verfahren ähnelt der Funktionellen Entspannung und weist Parallelen zum Yoga auf. »Das Erspüren des Körpers, sowohl in Ruhe wie in Bewegung, führt zum Erlebnis des Ganzen des menschlichen Körpers als einer unteilbaren Einheit; auf diesem Wege kann man dem Körper zur Regeneration verhelfen, nicht durch äußere Übungen, sondern durch innere Erfahrung« (Stolze).

Der Ausdruck Konzentrative Bewegungstherapie (KBT)

kennzeichnet die Methode nicht vollständig, denn es handelt sich dabei nicht um eine Form von Entspannungs- und Bewegungstherapie, auch wenn von Entspannung und Bewegung die Rede ist. Auch die Bezeichnung »meditatives Sich-Verhalten« kann irreführend sein, wenn der Begriff »meditativ« im abendländisch-christlichen und nicht im etymologischen Sinn verstanden wird als »richtiges Messen, als Maßhalten« nach allen Seiten.

In der Konzentrativen Bewegungstherapie beginnt man in der Einzel- sowie in der Gruppentherapie sogleich mit der Zuwendung auf den eigenen Körper. Ausgangspunkt ist die Rückenlage mit geschlossenen Augen auf einer Decke oder einem Teppich. Wichtig ist das Verhältnis zum Boden, das Erlebnis des Getragen- und Gehaltenwerdens. Dieses Erlebnis erlaubt dem Patienten, Symptome des Schmerzes oder der Angst anzunehmen und sich mit ihnen auseinanderzusetzen. Anschließend muß man im Liegen und im Stehen die Extremitäten spüren lernen, zuerst in Ruhestellung, dann während der Ausführung einfacher Bewegungen. Dadurch soll »ein Gefühl für die Eigengesetzlichkeit« dieser Körperpartien und ihrer Funktionen entwickelt werden. Großer Wert wird auf die Raum-Erfahrung sowie auf den eigenen Standpunkt in bezug auf Objekte gelegt. Als Hilfsmittel dienen ein Gummiball und ein langer Stock.

Die Beziehung zu den Mitmenschen wird durch die mitübenden Patienten hergestellt, die nach und nach in die neue Erfahrung und Erlebnisweise einbezogen werden.

Die meisten Entspannungsverfahren haben sowohl physiologisch als auch psychologisch ähnliche Wirkungen. Die Unterschiede beziehen sich hauptsächlich auf Methoden, wie diese Wirkungen erlangt werden. Die Konzentration des Autogenen Trainings auf rein körperliche Empfindungen im Anfangsstadium ist für viele Menschen im Wesen leichter als der direkte Sprung in die meditative Kontemplation. Autogenes Training und Meditation haben darüber hinaus die gemeinsame Orientierung, einen Zustand der passiven Konzentration zu erreichen, der es Geist und Körper gestattet, sich auf einen harmonischen Zustand hin selbst zu regulieren. Durch diesen Vorgang lernt der einzelne, sich einem organischen Prozeß zu überlassen, anstatt vom Willen Gebrauch zu machen.

Vegetative Funktionen sind nicht bewußt steuerbar; nur in einem passiven, konzentrierten und empfänglichen Zustand können wir zulassen, daß das Erwünschte sich von selbst einstellt. Das Autogene Training bietet einen bewährten Einstieg, um das passive Wollen, das heißt einen Zustand aktiver selbstinduzierter Passivität, zu erreichen.

Autogenes Training als wesentlicher Bestandteil der Gruppentherapie

Das Autogene Training (AT) ist heute eine der umfassendsten und erfolgreichsten Methoden der tiefen Entspannung. Neben dem Katathymen Bilderleben hat sich das Autogene Training, eingebettet in das dynamische Gruppengespräch, als hervorragendes Mittel einer zusätzlichen psychotherapeutischen Behandlung bei Augenkrankheiten erwiesen. Darüber hinaus schafft es die Voraussetzungen dafür, das Fremdkörpergefühl beispielsweise der Kontaktlinsen auch psychisch zu bewältigen; zum anderen bewirkt es eine allgemeine

Verbesserung der seelischen Grundhaltung. Bei Glaukompatienten geht häufig eine gespannte psychische Situation mit einer direkten Beeinflussung des Symptoms Drucksteigerung im Auge einher. Aber auch für die Verwendung imaginativer Verfahren in der Therapie ist das Autogene Training von Bedeutung, da es auf der Grundlage von Selbsthypnose eine konzentrative Entspannung bewirkt, die für die therapeutische Organintrospektion eine wesentliche Voraussetzung ist.

Zusätzlich zur rein ophthalmologischen Behandlung hat sich Autogenes Training – in Verbindung mit Gesprächstherapie – bei Schielen, Glaukomerkrankungen und bei bestimmten chronischen Entzündungen am und im Auge, bei Kontaktlinsenträgern und einer Vielzahl von Ängsten bewährt.

Autogenes Training als Grundlage für die Visualisierungsübungen

Die Beschreibung von Meditationstechniken ist leider oft trügerisch einfach; sie vermittelt kaum eine richtige Vorstellung von der Wirkung einer Methode. Das gleiche läßt sich von den Visualisierungsmethoden sagen. Obwohl die Verbindung zwischen den Prozessen des menschlichen Geistes und neurophysiologischen Veränderungen nach wie vor ein Rätsel bleibt, mehren sich die Beweise dafür, daß geistige Phänomene einen entscheidenden positiven beziehungsweise negativen Einfluß auf die Psychophysiologie eines Menschen haben können.

Bei der Betrachtung von Visualisierungsübungen stößt man auf zwei Arten von bildhaften Vorstellungen, die, aufbauend auf dem Autogenen Training, mit in die Gruppentherapie aufgenommen werden können. Ein erster Teil der Übungen zielt auf eine Aktivierung des Bildbewußtseins, des imaginativen Sehens und der visuellen Wahrnehmung (Verbesserung des visuellen Erinnerungsvermögens, der Konzentration, der Beobachtungsfähigkeit). Eine Kombination visueller Evokation mit imaginierten Empfindungen der auditiven, kinästhetischen und taktilen Sinne erhöht den dynamischen Wirklichkeitscharakter des jeweiligen Vorstellungsbildes. Wenn ein Zustand der physiologischen Entspannung eingetreten ist, wird zum Beispiel eine angenehme Naturszene visualisiert. Die Teilnehmer werden aufgefordert, sich Zeit zu lassen und die Szene mit allen Sinnen zu genießen.

In Anlehnung an den Simonton-Imaginationsansatz und dessen Anwendung auf das Sehorgan durch Scholl werden dann in einer Folge von Vorstellungsbildern physiologische und symbolische Veränderungen der Augen bildhaft imaginiert; diese Übungen haben eine erstaunlich belebende und entspannende Wirkung auf die Augen.

Die Imaginationsübungen sind allerdings erst dann voll wirksam, wenn durch das Autogene Training und sich daraus ergebende Entspannungsverfahren ein körperlicher Zustand allgemeiner Ruhe erreicht ist, bei dem körperliche Muskelaktivität und körperliche Zustände (auto-)suggestiv gemeinsam verändert werden können. In einem Artikel über die Wirkung der Suggestion auf die Verbesserung der Sehschärfe kommen Graham und Leibowitz zu dem Ergebnis, daß für eine Organverbesserung die Tiefe der jeweils erreichten körperlichen Entspannung von entscheidender Bedeutung ist. Durch den Versenkungszustand bewirkt das Autogene Training eine erhöhte Suggestibilität für die Visualisierungsübungen sowie eine Entspannung der oft als überanstrengt und leicht ermüdbar empfundenen Augen. Diese Übungen können typische Belastungselemente, zum Beispiel des Arbeitsplatzes am Computer, nicht ungeschehen machen. Aber sie können zumindest insoweit helfen, als sie demjenigen, dessen Augen nach einer Phase intensiver punktuell-visueller Datensuche am Bildschirm ermüdet sind, eine Anleitung zu konzentrativer Entspannung und autogener Meditation geben.

*Autogenes Training als Grundlage für Augenentspannungs-
und Sehhilfeübungen*

Stärkere Beachtung sollten auch die unterschiedlichen Arten visueller Informationsverarbeitung finden, denn sie können zu einer erheblichen zusätzlichen Belastung der Augen führen. So zeigen zum Beispiel einige fehlsichtige Patienten häufig eine Überkonzentration auf die zentrale visuelle Information (Figur), während sie die periphere Information (Grund) vernachlässigen, was zu einem zu intensiven, überkonzentrierten Sehstil, besonders bei der Naharbeit, führt.

Im Gegensatz dazu erfordert simultanes, ganzheitliches Gewahrsein zentraler und peripherer Informationen eine gelassene Einstellung, die einen passiveren, weniger intensiven Sehstil ermöglicht. Von großer Bedeutung ist diese psychische Disposition, um zwanghaftes Sehverhalten zu überwinden, wie etwa die Unfähigkeit, von einer Lesevorlage in gewissen Zeitabständen aufzuschauen, wofür der Vorsatz »öfter mal in die Ferne schauen« offensichtlich allein nicht ausreicht.

Daß akkomodative Entspannung für den betreffenden Menschen unabdingbar notwendig sein kann, zeigt sich immer wieder beim Katathymen Bilderleben, das heißt beim imaginativen Bildersehen in der Gruppe.

Das Katathyme Bilderleben

Das Katathyme Bilderleben (KB), von H. Leuner vor etwa 35 Jahren entwickelt, gilt heute als eines der am besten systematisierten imaginativen Verfahren (Singer 1978) und ist als sogenanntes inneres Sehen oder Imagination eine besonders interessante psychodiagnostische und psychotherapeutische Methode.

Das Grundprinzip des Katathymen (griechisch »seelengemäß«) Bilderlebens beruht auf der ursprünglichen Fähigkeit des Menschen, seinen inneren seelischen Zustand, das heißt vorbewußte und unbewußte emotionale Regungen und Affekte, an symbolischen Selbstdarstellungen zu erleben. In diesen symbolischen Inhalten der Imagination sieht der Therapeut den Ausdruck der individuellen Problematik, des unbewußten Strebens, der Ängste, Abwehrvorgänge und neurotischen Haltungen.

Die psychotherapeutische Methode des Katathymen Bilderlebens steht etwa in der Mitte zwischen den suggestiven Verfahren (Hypnose, Autogenes Training) und der klassischen Psychoanalyse. Eruiert werden dabei auch die psychodynamischen Ursachen der Symptome. Neu im Vergleich zur klassischen Psychoanalyse ist die Einführung der von der optischen Phantasie getragenen Imagination. Der Patient liegt entspannt in einem leichten hypnotischen Zustand auf der Couch und projiziert in vom Therapeuten vorgegebene Motive seine eigenen unbewußten Probleme in Form von bildhaften Tagträumen. Jedes Motiv ist Ausdruck bestimmter psychodynamischer Konstellationen:

Beim Motiv der »Wiese« (Ausgangsmotiv) wird die aktuelle Stimmung und Befindlichkeit dargestellt. Das Motiv »Berg« zeigt die Bewältigungsstrategie der Anforderungen (Leistungsdenken, Ehrgeiz, Motivation), der »Löwe« deutet den Umgang mit den eigenen aggressiven Impulsen. Der »Fluß« (Bach, Quelle, Meer) veranschaulicht den Lebenslauf und die Energien zur Bewältigung der Anforderungen des Alltags. Am »Waldrand« erscheinen archetypische Gestalten, die symbolhaft Konflikte abbilden können, die zwischen mehreren Personen oder innerhalb einer Person selbst stattfinden. Das »Haus« ist ein Bild für die Persönlichkeit des Patienten und »wie es in ihm« aussieht. Weitere Motive verdeutlichen andere Bereiche des seelischen Erlebens, zum Beispiel der »Rosenbusch« den Umgang mit der Sexualität.

Die Situation im Katathymen Bilderleben ist gekennzeichnet durch den Dialog zwischen dem Tagträumer und dem Therapeuten, der sich in das Bild »einfühlt«. Der Therapeut bietet Schutz gegenüber starken archaischen Inhalten und Affekten und reguliert den Tagtraum durch sparsame, feinfühlige und sorgfältig reflektierte Interventionen. Ein psychosomatisches Syndrom kann durch Entfaltung der bildhaften Symbolik zumindest teilweise überwunden werden.

Das Katathyme Bilderleben wird bei Augenpatienten sowohl in der therapeutischen Zweierbeziehung im klassisch durchgeführten Einzel-Katathymen Bilderleben als auch in der Gruppensitzung verwendet. Die introspektive Imagination des Katathymen Bilderlebens in das Patientenauge hat dabei mehrfach in sogenannten Flash-Situationen diagnostisch sowie therapeutisch erstaunlich erfolgreiche Wirkungen gezeigt. Eine KB-Gruppe umfaßt fünf bis acht Patienten, die sich sternförmig (mit den Köpfen im Zentrum des Sterns) auf den Fußboden eines leicht abgedunkelten Raums legen. Der Therapeut gibt zunächst einige Ruhe- und Schweresuggestionen, wonach die entspannten Gruppenteilnehmer beginnen, über ein vorher ausgewähltes Thema eine gemeinsame Gruppenphantasie zu entwickeln, zum Beispiel eine »gemeinsame Wanderung«. Dabei werden Ereignisse und Erlebnisse im Tagtraum gegenseitig mitgeteilt, wobei der Therapeut weitgehend passiv bleibt.

Die Imaginationsthemen sind in drei Bereiche aufgeteilt:
- weite Naturmotive ohne spezifische Bild- und Handlungsangebote: Hierzu gehören die »gemeinsame Wattwanderung«, ein »Osterspaziergang« oder eine »Bergbesteigung«;
- Umfeld mit speziellen Wahrnehmungsmöglichkeiten: Dazu gehören der »Botanische Garten«, der »Tierpark« und der Besuch eines »Märchen- oder Phantasielandes«;

– Einengung auf Räume: »Hausbegehung«, »Schloßbesichtigung« oder »Museumsbesuch«.

Diese neun Themen werden vorher den fünf Gruppenmitgliedern vorgeschlagen, die sich auf eines davon einigen müssen. Allein die Entscheidung jedes einzelnen Teilnehmers für eine der angebotenen Möglichkeiten gibt diagnostische Hinweise. Zwischen der Themenwahl und dem Augensymptom besteht meistens eine direkte Beziehung.

Augenübungen

Das »Erden« oder die »Hara-Übung« gelten als wirksame Einführung in die Augenübungen. Sie werden feststellen, daß es ein großer und zugleich kaum beschreibbarer Unterschied ist, ob Sie einfach eine Übung machen oder ob Sie sich vorher durch das Sich-Niederlassen in Ihrem Körper innerlich darauf vorbereitet haben.

Führen Sie jetzt ein »Übungsprotokoll«, um nachlesen zu können, was sich durch die Übungen in Ihnen verändert hat. Schreiben Sie auf, was Sie bei oder nach den Übungen empfinden, was das Sehen für Sie bedeutet oder wie Sie es sich wünschen. Tragen Sie ein, was Ihnen wichtig erscheint. Sie sind in der Lage, Ihre Fortschritte zu erkennen und sich selbst durch diese Erfahrung weiterzuhelfen.

Eine bequeme Körperhaltung ist für die Augenübungen wichtig, damit Sie sich auf Ihre Augen konzentrieren können und nicht von Spannungen oder Schmerzen an anderen Stellen des Körpers abgelenkt werden. Sie können im Sitzen, Liegen oder Stehen üben, besonders wenn Sie bei der Schwingübung Ihre Bewegungen weiter werden lassen möchten.

Durch diese Augenübungen werden die Augenmuskeln aktiviert und gleichzeitig Verspannungen um den Augapfel herum abgebaut. Außerdem erfahren Sie bewußt die Ihnen eigene Art zu sehen und können so Ihr »Bild von der Welt« kennenlernen. Das geht natürlich nur, wenn Sie ohne Brille oder Kontaktlinsen üben. Achten Sie außerdem darauf, spielerisch und leicht zu üben. Wenn Sie die Übungen als Zwang empfinden, können weder Sie noch Ihre Augen sich dabei entspannen. Ihre Augen sind lebendige Teile von Ihnen, durch die Sie Ihre Umwelt erfahren und sich selbst ausdrükken können.

Erleben Sie mit Freude, etwas für Ihre Augen tun zu können, sich mit ihnen zu befassen, sie zu aktivieren, sie zu beschützen und ausruhen zu lassen. Lernen Sie verstehen, was Ihre Augen Ihnen sagen wollen.

Palmieren

Palmieren bedeutet Abschirmen der Augen mit den Handflächen (englisch palm = Handfläche). Legen Sie die hohlen Handflächen über die geschlossenen Augen. Die Handwurzeln liegen auf den Wangenknochen. Die Kleinfingerseiten der Hände schließen an beiden Seiten des Nasenrückens an, so daß möglichst kein Licht mehr einfällt. Die Finger überkreuzen sich auf der Stirn. Vor den Augen wölben sich schützend die Handteller, berühren aber nicht die Augäpfel. Sie bilden dunkle, warme Höhlen, in denen sich Ihre Augen jetzt entspannen können.

Lassen Sie ganz bewußt in Ihren Augen los, denn es kann Ihnen nichts zustoßen, da sie von vorne durch die Hände abgeschirmt sind. Auch hinter den Augen können Sie loslassen, denn im Augenblick brauchen Ihre Augen keine Arbeit zu leisten. Sie müssen keine Botschaft aussenden und nichts aufnehmen, sondern erleben sich ganz einfach in dieser Haltung. Genießen Sie diese Entspannung und Ruhe.

Jedesmal, wenn Sie das Gefühl haben, Ihre Augen seien verspannt oder angestrengt, palmieren Sie entweder im Liegen oder im Sitzen an einem Tisch. Wenn Sie im Sitzen palmieren, ist es wichtig, daß Sie weder den Kopf hängen lassen noch den Hals abknicken, sonst wird die Durchblutung des Kopfes eingeschränkt. Richten Sie den Kopf gerade auf und machen Sie dabei den Nacken lang. Oft haben wir schon seit langem Verspannungen im Nacken, im Halsbereich, im Kopf und in den Augen, ohne daß wir sie als Spannungen wahrnehmen. Daher kann man vielleicht auch nicht immer gleich erfühlen, ob der Kopf gerade und frei auf der Halswirbelsäule ruht. Im Zweifelsfall neigen Sie den Kopf leicht nach vorne und suchen Sie sich eine bequeme Stellung.

Wenn Sie sich in dieser Haltung damit befassen, ob, wann und wie Sie besser sehen und ob die erwünschte Änderung eintritt, sind Sie schon nicht mehr ganz entspannt. Lassen Sie auch in den Schultern und Armen los. Gönnen Sie Ihren Augen und sich selbst dieses Abschalten.

Vor dem Palmieren können Sie auch die Handflächen kräftig einanderreiben, um die Durchblutung der Hände anzuregen und sie mit Energie aufzuladen. Erforschen Sie, ob sich Ihre Augen besser entspannen, wenn Sie erst die Hände reiben. Zu Beginn palmieren Sie für die Dauer von zehn ruhigen Atemzügen und finden Sie dann die Zeitspanne heraus, die Ihnen für Sie geeignet erscheint. Es dürfen ruhig fünf Minuten oder mehr sein.

Beenden Sie den entspannten Zustand des Palmierens erst ganz bewußt innerlich, nehmen Sie dann die Hände von den Augen und öffnen Sie zunächst vorsichtig blinzelnd die Augen. Nehmen Sie aufmerksam wahr, wie Sie jetzt sehen, wie Sie Ihr eigenes Sehen empfinden. Lassen Sie sich Zeit, damit Antworten auf diese Frage in Ihnen entstehen können. Auch das aufmerksame Nachempfinden gehört noch zum Palmieren.

Umwandern

Setzen Sie sich mit gerader Wirbelsäule vor einem Gegenstand hin, den Sie gerade noch scharf sehen. Stellen Sie sich vor, daß ein langer Zeigestock an Ihrer Nasenspitze befestigt ist, mit dem Sie an Ihrem Betrachtungsobjekt entlangwandern. Die Augen folgen immer der Spitze des Zeigestocks. Augen und Zeigestock umwandern erst die äußeren, dann die inneren Linien und Umrisse des Gegenstandes. Erfahren Sie auf diese Weise den Gegenstand, den Sie vor sich haben, und achten Sie dabei darauf, wie Sie das tun: Überspringen Ihre Augen einige Stellen? Sind die Abstände zwischen den einzelnen Bildern, die Sie in sich aufnehmen, sehr groß? Wie ist die Koordination von Augen- und Kopfbewegung? Laufen Ihre Augen dem Zeigestock voraus?

Nach und nach wird es Ihnen immer besser gelingen, Augen und Zeigestock *langsam* an der Linie entlanggleiten zu lassen. Blinzeln Sie zwischendurch immer wieder und atmen Sie dabei ruhig und regelmäßig. Durch den »Zeigestock an der Nasenspitze« wird die Nackenmuskulatur bewegt, und Verspannungen werden abgebaut.

Wenn Sie das Gefühl haben, den Gegenstand vor sich kennengelernt zu haben, schließen Sie die Augen und vergegenwärtigen Sie sich das Bild, das Sie von diesem Gegenstand haben. Öffnen Sie die Augen, um es zu überprüfen, und schließen Sie sie wieder, um sich erneut an das Gesehene zu erinnern. Üben Sie dies mehrfach hintereinander, um immer mehr Einzelheiten zu erfahren. Lassen Sie sich Zeit dabei.

Durch das Umwandern und die Erinnerung an Einzelheiten wird die Gewohnheit, möglichst schnell ein Bild festhalten zu wollen oder zu starren, durch die neue Erfahrung des bewegten Sehens, durch ein Mosaikbild aus kleinen Einzelheiten ersetzt, die Sie bewußt in sich aufnehmen. Dieses »Visualisieren« wird vielleicht zu Anfang noch fremd sein; doch wenn Sie auch tagsüber öfters kurz die Augen schließen und sich vorstellen, was Sie gerade gesehen haben, werden Sie immer genauere Bilder in sich finden. Sie können auch während dieser Übung jederzeit zwischendurch palmieren, wenn Sie das Gefühl haben, daß Ihre Augen ausruhen möchten.

Lattenzaun oder Sprossenleiter

Diese Übung hilft Ihren Augen, wieder beweglicher zu werden. In einer bequemen Körperhaltung schließen Sie die Augen und stellen sich einen Lattenzaun oder eine Sprossenleiter vor. Von Ihrer Nasenspitze aus stellt wieder ein Zeigestock die Verbindung zwischen Ihnen und dem vorgestellten Betrachtungsgegenstand her. Wenn Sie den Zaun oder die Leiter waagerecht vor sich sehen, lassen Sie den Zeigestock von einer Seite zur anderen an den einzelnen Latten entlanggleiten. Ihre Augen folgen dem Stock und betrachten jede einzelne Berührungsstelle. Ihr Kopf schwingt sanft mit. Lassen Sie Ihre Augen kleine Bewegungsschritte machen, um jede Latte zu erfassen.

Sie können den Zaun oder die Leiter auch um 90 Grad drehen und diese Bewegung in der Senkrechten ausführen. Variieren Sie das Tempo. Bei den Berührungen des Zeigestocks können Sie sich vielleicht an Ihre Kindheit erinnern, als Sie mit dem Stock am Zaun entlangklapperten. Beachten Sie auch die Bewegungsimpulse, das Hüpfen von Latte zu Latte, so wie Sie es damals mit der Stockspitze machten; jetzt führen Sie diese Bewegung mit den Augen aus. Viele einzelne Bilder folgen einander und verbinden sich dabei zu einer Einheit.

Gibt es Unterschiede, wenn Zaun oder Leiter weiter weg sind? Die Entfernung sollte so sein, daß Sie noch jede Latte einzeln wahrnehmen können. Versuchen Sie diese Übung mit unterschiedlichen Entfernungen: Bei Kurzsichtigkeit rücken Sie weiter weg, bei Weitsichtigkeit näher heran. Auch nach dieser Übung entspannen Sie sich durch Palmieren.

Schwingübung

Setzen Sie sich bequem und mit aufrechter Wirbelsäule hin. Betrachten Sie den Raum um sich herum genau. Dann schließen Sie die Augen. Stellen Sie sich vor, daß an der Decke der Ihnen gegenüberliegenden Wand ein großes Pendel aufgehängt ist, das über die ganze Wandbreite schwingen kann. Lassen Sie in Gedanken eine Verbindung entstehen zwischen Ihrer Nasenspitze und dem Pendelende, das nun langsam zu schwingen beginnt. Folgen Sie mit Kopf und Augen dieser Schwingbewegung, die Sie mal größer, mal kleiner werden lassen. Schwingen Sie bei geschlossenen Augen ganz frei und ungezwungen. Stellen Sie sich dabei auch die Wand vor mit ihren Einzelheiten (Bild, Stuhl, Blumenstock), über die das Pendel schwingt.

Sie können die Schwingbewegung auch umdrehen, indem Sie das Pendel auf dem Boden befestigen und den Bogen nach oben runden. Oder Sie malen eine liegende Acht auf die Wand, das Zeichen für Unendlichkeit. Auf dieser Acht fahren Sie mit Kopf und Augen erst langsam entlang, dann schneller. Sie schwingen in den Rundungen wie die Achterbahn auf dem Jahrmarkt. Sie können ruhig mehrere Minuten lang schwingen. Durch diese gleichmäßige, fließende Bewegung werden Verspannungen im Hals-Nackenbereich und um die Augen herum abgebaut. Ihre Augen werden nicht mehr starr in eine Richtung gehalten, sondern können sich selbst frei bewegen.

Wenn Sie dabei auch in Gedanken die Gegenstände sehen, über die Sie beim Schwingen mit den Augen streifen, so lernen Sie und Ihre Augen, Dinge in der Bewegung zu erfassen. Nach einer Schwingübung kann sich das Sehvermögen bessern. Das Visualisieren wird nach einiger Übung leichter gelingen. Schwingübungen können auch mit offenen Augen im Stehen ausgeführt werden. Wenn Sie Freude an der Bewegung haben, lassen Sie Arme und Oberkörper locker mitschwingen.

Fusionsübung

Um die Zusammenarbeit beider Augen zu verbessern, betrachten Sie jetzt Ihren linken Zeigefinger, den Sie etwa 30 cm vor Ihrem Gesicht aufrichten. Den rechten Zeigefinger halten Sie ungefähr im doppelten Abstand dahinter. Wenn Sie beide Augen auf den linken Finger richten, erscheint hinter ihm der rechte Zeigefinger zweimal, einmal rechts und einmal links. Betrachten Sie den rechten Finger mit beiden Augen, so scheinen zwei linke Finger ihn einzurahmen.

Richten Sie dann den Blick noch weiter geradeaus auf einen weiter entfernten Punkt hinter den Fingern. Der linke Finger erscheint zweimal sehr verschwommen; der rechte Finger ist auch zweimal zu sehen, allerdings wesentlich schärfer. Wechseln Sie nun mehrmals mit dem Brennpunkt Ihrer Aufmerksamkeit vom linken zum rechten Zeigefinger und in die Ferne. Beobachten Sie, wie der jeweils nicht betrachtete Finger beziehungsweise der Punkt in der Ferne vor Ihren Augen erscheint. Anschließend gönnen Sie Ihren Augen Erholung und Entspannung durch Palmieren.

Stellen Sie Ihre Augen auf den nähergelegenen Finger ein und lassen Sie diese Hand dann langsam sinken, wobei Ihre Augen auf den ursprünglichen Punkt eingestellt bleiben. Den entfernteren Finger sehen Sie doppelt. Versuchen Sie, diesen Punkt möglichst lange (bis zu einer Minute) zu halten, ohne daß die Fingerbilder zusammenrutschen.

Akkommodationsübung mit einem Auge

In einer bequemen Körperhaltung decken Sie mit der linken Hand das rechte Auge ab, ohne es in Bewegungsfreiheit oder Lidschlag zu beeinträchtigen. Ihr linkes Auge richten Sie auf eine Linie oder einen Punkt Ihrer rechten Handfläche. Diese Stelle »behalten Sie nun im Auge«, während Sie die rechte Hand zuerst möglichst weit nach rechts führen, dann nach links, nah heran und rasch wieder weit weg. Beobachten Sie Ihre Handfläche genau, wie sie sich Ihrem Auge nähert und wieder entfernt. Die Bewegungen der Hand sollten relativ schnell geschehen, unabhängig davon, ob Sie die Handfläche deutlich sehen. Auch bei undeutlichem Sehen arbeiten Ihre Augenmuskeln weiter, um sich noch besser einzustellen. Da diese Übung für die Augenmuskeln anstrengend ist, wechseln Sie nach zehn- bis zwölfmal die Seite, decken Sie mit der rechten Hand das linke Auge zu und üben Sie mit dem rechten weiter. Nach dieser großen Anspannung ist das Palmieren sehr wichtig. Sie sollten nicht länger als fünf Minuten pro Auge üben, weil diese Akkommodationsübung sonst zu anstrengend wird. Achten Sie darauf, daß Ihre Körperhaltung bequem bleibt und daß Ihr Atem regelmäßig fließt. Blinzeln Sie zwischendurch. Sie können auch vor dem Wechsel der Augen palmieren und erfühlen, ob Sie einen Unterschied zwischen dem linken und dem rechten Auge wahrnehmen. Falls eines Ihrer Augen schwächer ist, üben Sie vermehrt mit diesem Auge, um es zu kräftigen.

Zwischen der rechten und der linken Körperhälfte, unseren Händen und Füßen oder in unseren Gesichtshälften stellen wir meistens Unterschiede fest. Auch die Augen sind oftmals nicht nur in ihrer Sehfähigkeit, sondern auch im Ausdruck und im Aussehen (Form und Farbe) unterschiedlich. Mögen Sie bei sich selbst ein Auge lieber als das andere? Warum?

Das rechte Auge wird Ihnen sicherlich auch ein anderes Sehgefühl geben als das linke, auch wenn die Sehfähigkeit auf beiden Seiten gleich ist. Decken Sie einmal ein Auge entweder mit der Hand oder mit einer Augenklappe ab, und erfahren Sie das Sehen mit diesem einen Auge. Nehmen Sie ganz aufmerksam das Bild auf, das Ihnen Ihr Auge liefert – mit all seinen Schwächen und Stärken. Lernen Sie das Besondere kennen, das Ihnen durch diese Art zu sehen offensteht.

Spüren Sie auch das kleinere Gesichtsfeld? Was bedeutet das für Sie? Bevor Sie wechseln, palmieren Sie und lassen Sie das dabei Erlebte in sich nachklingen. Dann schauen Sie eine Weile nur mit dem anderen Auge. Wenn Sie sich mit seiner Art zu sehen vertraut gemacht haben, vergleichen Sie die beiden Bilder miteinander – und auch mit dem Sehen mit beiden Augen.

Falls bei Ihnen ein Auge fehlsichtig oder schwächer als das andere ist, so helfen Sie ihm, indem Sie es eine Zeitlang mehr üben als das andere. Decken Sie das »bessere« Auge mit der Augenklappe zu und widmen Sie Ihre ganze Aufmerksamkeit dem »schwächeren«. Sie können einen Teil Ihrer täglichen Arbeit sowie alle Augenübungen (außer der Fusionsübung) nur mit einem Auge machen, um es zu aktivieren.

Haben Sie den Eindruck, daß dieses Auge Ihnen ein anderes Bild vom Alltag vermittelt, als Sie es sonst gewohnt sind? Fehlt Ihnen irgendein Aspekt zum räumlichen Sehen, wenn Sie nur mit einem Auge schauen, oder vermissen Sie nichts, weil Sie im Kopf aus Ihren bisherigen Erfahrungen das Fehlende ersetzen? Nehmen Sie »den Raum« anders wahr, wenn Sie die Augenklappe abnehmen und wieder mit beiden Augen um sich blicken?

Adler, Alfred: Der Sinn des Lebens. Wien – Leipzig 1933

Aristoteles: Vom Himmel. Von der Seele. Von der Dichtkunst. Einl. und neu übers. von Olof Gigon. Artemis, München ²1983

Augustinus, Aurelius: Bekenntnisse. Übers. und eingel. von W. Thimme. Artemis, München 1982

Balint, Michael: Der Arzt, sein Patient und die Krankheit. Klett, Stuttgart 1965

Balint, Michael: Fünf Minuten pro Patient. Suhrkamp, Frankfurt/M. 1975

Battegay, Raymond: Narzißmus und Objektbeziehungen. Über das Selbst zum Objekt. Hans Huber Verlag, Bern – Stuttgart 1979, ³1991

Becker, Helmut: Konzentrative Bewegungstherapie. Thieme, Stuttgart – New York 1981

Bertalanffy, Ludwig von: Aber vom Menschen wissen wir nichts. Econ Verlag, Düsseldorf 1970

Bier, August: Die Seele. J. F. Lehmann, München – Berlin 1939

Birkmayer, Walther: Der Mensch zwischen Harmonie und Chaos. Wegeweiser durch den Alltag. Deutscher Ärzte-Verlag, Köln ⁵1986

Bräutigam, Karl: Psychosomatische Medizin. Thieme, Stuttgart – New York 1973

Clausberg, Karl: Kosmische Visionen – Mystische Weltbilder von Hildegard von Bingen bis heute. Du Mont, Köln 1980

Dührssen, Annemarie: Analytische Psychotherapie in Theorie, Praxis und Erlebnissen. Van den Hoek & Ruprecht, Göttingen 1972

Dürckheim, Karlfried von: Hara – Die Erdmitte des Menschen. O. W. Barth-Scherz, München 1975, ¹⁰1983

Dürckheim, Karlfried von: Meditieren – wozu und wie. Die Wende zum Initiatischen. Herder, Freiburg i. Br. 1976, ¹¹1990

Feldenkrais, Moshe: Bewußtheit durch Bewegung. Verhaltensphysiologische oder Erfahrungen am eigenen Leibe. Mit zwölf exemplarischen Lektionen. Suhrkamp, Frankfurt/M. 1978

Frankl, Viktor E.: Der Mensch vor der Frage nach dem Sinn. Vorw. v. Konrad Lorenz. Piper, München 1979, ⁵1990

Freud, Sigmund: Gesammelte Werke in Einzelbänden. Hg. von Anna Freud u. a., Bd. 2/3: Die Traumdeutung. Über den Traum. Fischer, Frankfurt/M. 1978, ⁷1987

Freud, Sigmund: Die psychogene Störung in psychoanalytischer Auffassung. Gesamtausgabe. Fischer, Frankfurt/M. 1973

Freyler, Heinrich: Augenheilkunde. Für Studium, Praktikum und Praxis. Springer, Wien ²1985

Fromm, Erich: Die Seele des Menschen. Ihre Fähigkeit zum Guten und Bösen. Übers. v. Liselotte Michel. DVA, Stuttgart 1979

Fuchs, Marianne: Funktionelle Entspannung. Theorie und Praxis einer organismischen Entspannung über den rhythmisierten Atem. Einf. von Eckart Wiesenhütter. Hippokrates, Stuttgart 1974, [4]1989

Goethe, Johann Wolfgang von: Zur Farbenlehre I, II. Tübingen 1810

Goodrich, Janet: Natürlich besser sehen. Verlag für angewandte Kinesiologie, Freiburg i. Br. 1986, [3]1990

Groddeck, Georg: Der Mensch als Symbol. Unmaßgebliche Meinungen über Kunst und Sprache. Fischer, Frankfurt/M. 1989

Groddeck, Georg: Psychoanalytische Schriften zur Psychosomatik. Limes, Wiesbaden 1966

Heisenberg, Werner: Der Teil und das Ganze. Gespräche im Umkreis der Atomphysik. dtv, München [3]1976

Hollwich, Fritz: Augenheilkunde. Ein kurzgefaßtes Lehrbuch. Thieme, Stuttgart–New York 1979, [11]1988

Horn, Bernd: Analytische Psychosomatik bei Augenerkrankungen, in: Zeitschrift für psychoanalytische Psychotherapie 12, 2/1990

Huxley, Aldous: Die Kunst des Sehens. Piper, München 1987

Jaensch, Paul Adolf: Zur Geschichte der Glaukomtheorien. Enke, Stuttgart 1952

Jaspers, Karl: Allgemeine Psychopathologie. Springer, Berlin – Heidelberg – New York [8]1965

Jores, Arthur: Praktische Psychosomatik. Hans Huber Verlag, Bern – Stuttgart – Wien [2]1981

Jung, Carl Gustav: Der Mensch und seine Symbole. Walter Verlag, Olten 1979

Kaplan, Robert Michael: Spielend besser sehen. Das 21 Tage-Programm. Droemer Knaur, München 1989

Koerdt, A.: Schiller: Kurzsichtigkeit in psychosomatischer Sicht. Unveröff. Manuskript (Lizentiatsarbeit bei Prof. Scharfwetter), Zürich 1981

Kretzer, Günter: Tagtraum. Phantasien in der Therapie, in: Psychologie heute 4, 1978, S. 54–64

Lacan, Jacques: Die vier Grundbegriffe der Psychoanalyse. Das Seminar, Buch XI (1964). Bearb. v. Jacques Miller. Aus dem Franz. v. Norbert Haas. Walter Verlag, Olten 1978 (Quadriga, Weinheim [3]1987)

LeShan, Lawrence: Psychotherapie gegen den Krebs. Klett-Cotta, Stuttgart 1982

Leuner, Hanscarl: Katathymes Bilderleben. Grundstufe: Einführung in die Psychotherapie mit der Tagtraumtechnik. Ein Seminar. Thieme, Stuttgart [4]1989

Leydhecker, Wolfgang: Glaukom. Ein Handbuch. Springer, Berlin [2]1973

Lowen, Alexander: Bio-Energetik. Therapie der Seele durch Arbeit mit dem Körper. Rowohlt, Reinbek bei Hamburg 1988

Luban-Plozza, Boris/Pöldinger, Walter/Kröger, Friedebert: Der psychosomatisch Kranke in der Praxis. Erkenntnisse und Erfahrungen. München 1971. Springer, Berlin [5]1989

Lüth, Paul: Das Ende der Medizin? Entdeckung der neuen Gesundheit. DVA, Stuttgart 1986. dtv, München 1989

Lusseyran, Jacques: Das wiedergefundene Licht. Die Lebensgeschichte eines Blinden im französischen Widerstand. Klett-Cotta, Stuttgart 1981, [9]1989

Lutz, Rolf: Informationen aus der Leitung – Gefühle aus der Steckdose. In: Psychologie heute 10/2, 1983, S. 20–32

Manthey, Jürgen: Wenn Blicke zeugen könnten. Eine psychohistorische Studie über das Sehen in Literatur und Philosophie, Rowohlt, Reinbek 1983 (Hanser, München [2]1984)

Möller, Michael Lukas: Selbsthilfegruppen, Rowohlt, Reinbek 1978

Möller, Michael Lukas: Erfahren statt geführt werden. Klett-Cotta, Stuttgart 1981

Möller, Michael Lukas/Maaz, Hans J.: Die Einheit beginnt zu zweit. Ein deutsch-deutsches Zwiegespräch. Rowohlt, Berlin 1991

Nieper, Hans A.: Revolution in Technik, Medizin, Gesellschaft. Konversion von Schwerkraft-Feld-Energie. Ilmer, Hannover [3]1982, MIT Press, Cambridge, Mass. [4]1983

Ovid(ius Naso, Publius): Metamorphosen. Stuttgart 1911

Pöldinger, Walter: Das Mafiasyndrom. In: TW Neurologie und Psychiatrie 5, 1991, S. 573–574

Preuss, Hans Georg: Ehepaartherapie. Kindler, München 1973

Richter, Horst Eberhard: Patient Familie. Entstehung, Struktur und Therapie von Konflikten in Ehe und Familie. Rowohlt, Reinbek [2]1972

Ritter-Santini, Lea (Hg.): Mit den Augen geschrieben. Hanser, München 1991

Rogers, Carl R.: Therapeut und Klient. Grundlagen der Gesprächspsychotherapie. München 1977; Fischer, Frankfurt/M. [6]1991

Rosa, Karl R.: Psychosomatische Selbstregulation. Hippokrates, Stuttgart o. J.

Schipperges, Heinrich: Die Welt des Auges. Zur Theorie des Sehens und Kunst des Schauens. Herder, Freiburg i. Br. – Basel – Wien 1978

Scholl, Lisette: Das Augenübungsbuch. Rowohlt, Berlin 1985

Schultz, Jochen-Heinrich: Das Autogene Training. Thieme, Stuttgart 1966

Schultz-Hencke, Harald: Der gehemmte Mensch. Entwurf eines Lehrbuches der Neo-Psychoanalyse. Thieme, Stuttgart [2]1969, [6]1982

Schultz-Zehden, Wolfgang: Sehen – Ganzheitliches Augentraining. Sehkraft erhalten. Wahrnehmungsfähigkeit verbessern. Das GU Übungsbuch. Gräfe & Unzer, München 1989

Schultz-Zehden, Wolfgang: Sehen, Suchen, Selbstwahrnehmen, angewandte Psychosomatik in der Augenheilkunde. In: Der informierte

Arzt. Schweizerische Zeitschrift für moderne Therapie und Fortbildung. IMP Verlagsgesellschaft, Basel 1988

Schultz-Zehden, Wolfgang/Bischof, Friederike: Auge und Psychosomatik. Deutscher Ärzte-Verlag, Köln 1986

Selye, Hans: Streß beherrscht unser Leben. Econ, Düsseldorf 1957

Simonton, Carl/Simonton, Stephanie M./Creighton, James: Wieder gesund werden. Eine Anleitung zur Aktivierung der Selbstheilungskräfte für Krebspatienten und ihre Angehörigen. Rowohlt, Reinbek 1982, 1985

Sloterdijk, Peter: Kritik der zynischen Vernunft. Suhrkamp, Frankfurt/M. 1983

ders.: Die Weltrevolution der Seele. Artemis & Winkler, München und Zürich 1991

Spitz, René: Die Entstehung der ersten Objektbeziehungen. Klett, Stuttgart 1957

Stucke, Walter: Die Balint-Gruppe. Deutscher Ärzte-Verlag, Köln 1982

Teilhard de Chardin, Pierre: Der Mensch im Kosmos. C. H. Beck, München 1959, 1981

Trichtel, Friedrich: Das Licht und die Pathologie des Auges. Wilhelm Maudrich Verlag, Wien – München – Bern 1983

Uexküll, Thure von/Wesiack, Wolfgang: Theorie der Humanmedizin. Urban und Schwarzenberg, München 1988

Uexküll, Thure von (Hrsg.): Lehrbuch der psychosomatischen Medizin. Urban und Schwarzenberg, München [2]1983

Vester, Frederic: Phänomen Streß. Wo liegt sein Ursprung, warum ist er lebenswichtig, wodurch ist er entartet? DVA, Stuttgart 1976. dtv, München 1978

Walser, Roberto: Die Anwendung des Yogas für die Psychotherapie. In: Die Psychologie des 20. Jahrhunderts. Kindler, Zürich 1978

Watzlawick, Paul: Die Möglichkeit des Andersseins. Zur Technik der therapeutischen Kommunikation. Huber, Bern – Stuttgart – Wien 1977, [4]1991

Wesiack, Wolfgang: Psychoanalyse und praktische Medizin. Grundzüge der Neurosenlehre, Psychotherapie und psychosomatischen Medizin. Klett-Cotta, Stuttgart 1981

Wunderli, Joseph: Schritte nach innen. Herder, Freiburg i. Br. – Basel – Wien 1979

Register

Zeitthemen – Brisanz in Büchern

Jean-Marie Besson
Der Schmerz
Neue Erkenntnisse und Therapien.
Aus dem Französischen von R. Sandner.
216 Seiten mit 14 Abbildungen und einem Verzeichnis von Schmerzkliniken und Schmerzambulanzen.

Francis Crick
Was die Seele wirklich ist
Die naturwissenschaftliche Erforschung des Bewußtseins. Aus dem Amerikanischen von H.P. Gavagai. 392 Seiten mit 60 Abbildungen.

John R. Searle
Die Wiederentdeckung des Geistes
Aus dem Amerikanischen von H. P. Gavagai. 296 Seiten.

Marie-Frédérique Bacqué
Mut zur Trauer
Die Akzeptanz eines notwendigen Lebensgefühls. Aus dem Französischen von E. Groepler.
224 Seiten.

Bill Moyers
Die Kunst des Heilens
Vom Einfluß der Psyche auf die Gesundheit. Aus dem Amerikanischen von R. Sandner und R.v. Savigny.
346 Seiten mit 12 Farbtafeln und 15 s/w-Porträts.

Jean Harro
Die Kraft der Suggestion
Mit Hypnotherapie zur Gesundheit. Aus dem Französischen von B. Brumm.
232 Seiten.

Der Supercode
Die genetische Karte des Menschen.
Herausgegeben von D.J. Kevles / L. Hood.
Aus dem Amerikanischen von G. Kirchberger und R. v. Savigny.
408 Seiten mit 28 Grafiken, Bibliographie, Autorenbiographien, Glossar und Register.

Josef Zehentbauer
Körpereigene Drogen
Die ungenutzten Fähigkeiten unseres Gehirns.
200 Seiten mit 16 Abbildungen und schematischen Darstellungen.

Artemis Winkler &

Artemis & Winkler, München und Zürich